失眠中医调治与药膳

主 编

尹国有

副主编

张新义　李　广　王常普

编 著

尹淑颖　李月华　徐心阔

陈玲曾　李洪斌　韩振宏

周　正　蔡小平

金盾出版社

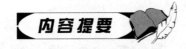

内容提要

本书以问答的形式,简要介绍了失眠的基础知识,详细阐述了中医调治失眠的各种方法和常用的食疗药膳,认真细致地解答了广大失眠患者在寻求治疗调养失眠过程中可能遇到的各种问题。其文字通俗易懂,内容科学实用,可作为失眠患者家庭治疗和自我调养康复的常备用书,也可供基层医务人员和广大群众阅读参考。

图书在版编目(CIP)数据

失眠中医调治与药膳/尹国有主编．—— 北京 :金盾出版社,2017.2(2025.7重印)

ISBN 978-7-5186-1023-5

Ⅰ.①失… Ⅱ.①尹… Ⅲ.①失眠—中医治疗法 ②失眠—食物疗法—食谱 Ⅳ.①R277.797②R247.1

中国版本图书馆 CIP 数据核字(2016)第 253444 号

金盾出版社出版、总发行

北京市丰台区晓月中路 29 号

邮政编码:100165 电话:(010)68276683 (010)68214039

河北文盛印刷有限公司印刷、装订

各地新华书店经销

开本:850×1168 1/32 印张:9 字数:209 千字

2025 年 7 月第 1 版第 7 次印刷

印数:28 001～31 000 册 定价:30.00 元

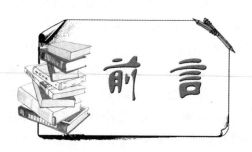

前言

　　人们常说:"能吃能睡无大碍,不吃不睡病自来;日思三餐,夜思一宿。"睡眠和食物一样,对于每个人都是必不可少的,是保证机体正常活动、维持身心健康的前提和基础。失眠是现代人生活中最易发生的一种症状,在人的一生中,绝大多数都有过罹患失眠的病史或正被失眠所困扰。失眠给患者带来肉体和精神上的痛苦,严重影响人们的生活质量和劳动能力。随着社会化、城市化的高度发展,社会竞争的激烈,学习生活节奏的加快,心理压力增大,导致失眠的患者越来越多。在失眠的治疗中,中医有众多行之有效的手段,食疗药膳更是重要的自我调养方法,患者及其家属的参与显得尤为重要。为了普及医学知识,增强人们的自我保健意识,让广大读者在正确认识失眠的基础上,恰当地选用中医中药治疗失眠,合理地运用饮食药膳调养失眠,我们组织编写了《失眠中医调治与药膳》一书。

　　本书以失眠的中医治疗及饮食药膳调养为重点,采用问答的形式,系统地介绍了失眠的防治知识,认真细致地解答了广大失眠患者在寻求治疗调养失眠过程中可能遇到的各种问题,力求让广大读者看得懂、用得上。本书从失眠的基础知识谈起,首先简要介绍了正常睡眠需要的条件,失眠的概念、发病情况及其危害性,失眠的病因及诊断,失眠的临床类型,睡眠质量的自我评价,以及失眠的预防等有关失眠的基础知识;详细阐述了失眠的中医调治及食疗药膳。在中医调治中,主要包括常用的单味中药、方剂,中医辨证分型治疗、单方验方治疗、中成药治疗、针灸疗法、拔罐疗法、敷贴疗法、耳针耳压疗法、药枕疗法及按摩、沐浴疗法,以及情志调节、运动锻炼康复等;在食疗药膳中,主要包括饮食调养的原则,常用的粥类食疗方、菜肴类食疗方、汤羹类食疗方、面点类食疗方,以及适宜于不同体质、不同证型失眠患者的食疗药膳等。

书中文字通俗易懂,内容科学实用,所选用的治疗和调养方法叙述详尽,可作为失眠患者家庭治疗和自我调养康复的常备用书,也可供基层医务人员和广大群众阅读参考。需要说明的是,引起失眠的原因是复杂多样、千变万化的,治疗失眠是一个系统工程,并不是单纯应用镇静药物那样简单,读者在应用本书介绍的治疗和调养方法治疗调养失眠时,一定要先咨询医生,切不可自作主张、生搬硬套地"对号入座",以免引发不良事件。

在本书的编写过程中,参考了许多公开发表的著作,在此一并向有关作者表示衷心的感谢。由于我们水平有限,书中不当之处在所难免,欢迎广大读者批评指正。

尹国有

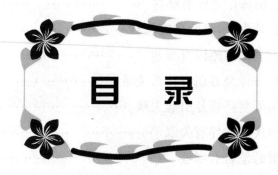

一、失眠基础知识

二、失眠中医调治

三、失眠食疗药膳

一、失眠基础知识

1. 人为什么要睡眠

睡眠是生命活动中不可缺少的重要生理功能,是人类健康长寿的需要,睡眠是最好的休息,睡眠和食物一样,对于每个人都是必不可少的。正常睡眠对于人类来说是必需的一个生理过程,是维持人体生理变化必不可少的环节,缺少睡眠和睡眠过多对人体都是有害的。

人类需要睡眠,这是生物学的选择,睡眠的作用极其复杂,概括起来主要有消除疲劳、保护大脑、增强免疫力、促进发育、延缓衰老、调整心理状态及养护皮肤7个方面。

(1)消除疲劳:睡眠是消除疲劳、恢复体力、储存能量的主要方式。人在睡眠期间体内的合成代谢超过分解代谢,营养吸收加快,有利于脏器合成并制造人体的能量物质,使各种组织消耗的能量得以补充,并为机体活动准备了新的能量,以供机体活动时使用。同时,由于睡眠时身体的各种生理活动减弱,如体温、心率、血压下降,呼吸及部分内分泌减少,使基础代谢率降低,从而消除疲劳,使体力得以恢复。

(2)保护大脑:大脑在睡眠状态下耗氧量大大减少,有利于脑细胞能量的储存。同时,睡眠过程中大脑可以对一些很少使用但却至关重要的神经细胞群进行维修和保养,以此保护大脑皮质细胞免于衰竭和破坏,使其功能得以恢复。睡眠是保护大脑、恢复精力的主要方式。睡眠还有助于记忆的条理化,对记忆有巩固和加强的积极作用,能增强记忆力,保证大脑发挥最佳功能。睡眠充足者其精力充沛,思维敏捷,工作能力增强,办事效率高;若睡眠不足,则会出现倦怠疲乏,情绪不稳,易发脾气,烦躁不安,注意力不集中,反应迟钝,工作能力下降,甚至精神错乱,产生幻觉等。

(3)增强免疫力:免疫力是机体对抗外邪侵袭的一种能力。在正常情况下,人体能对侵入机体的各种抗原物质产生抗体,并通过免疫反应将其清除,以保护人体健康。睡眠能增强机体产生抗体的能力,从而提高机体抵抗疾病的能力,预防疾病发生。同时,睡眠可使各组织器官自我康复加快,如一个人感冒发热时,睡一觉醒来便觉得轻松许多,所以充足的睡眠有利于疾病的康复。

(4)促进发育:睡眠与儿童的生长发育有密切的关系。婴幼儿在出生后相当长的一段时间内,大脑继续发育,这个过程离不开睡眠。儿童在睡眠状态下生长速度增快,因为睡眠期血浆生长激素可以连续数小时维持在较高的水平。还有研究资料表明,小学生的睡眠好坏与智力增长密切相关,所以应保证儿童的充足睡眠,以利于其生长发育,提高智力,增进健康。

(5)延缓衰老:充足的睡眠、均衡的饮食和适当的运动是国际公认的三项健康标准,良好的睡眠是健康的标准之一。有调查表明,健康长寿的老人都有良好而正常的睡眠。内分泌调节因素中的生长激素在睡眠中占有很重要的地位,约70%的生长激素均在深睡中产生,其分泌的数量与深睡时间的长短呈正相关。人类在30～40岁以后,24小时生长激素的分泌水平减少3～4倍,可能对机体的衰老过程有重要作用。现代科学研究证实,睡眠不足者的血液中 β-脂蛋白和胆固醇增高,这些变化助长了动脉粥样硬化,使得发生心脏病的概率增加。美国的一个研究小组通过调查 100 多万人的研究发现,30 岁左右的人一天睡眠如果低于 5 小时的死亡率要比睡眠正常的人高 10%,因此充足的睡眠可增进健康,延长寿命。

(6)调整心理状态:通过睡眠可以调解人的心理异常,稳定情绪,使亢奋得以抑制,精神沮丧得以缓解,工作充满活力,注意力集中,创造最佳工作状态。

(7)养护皮肤:睡眠时气血归于体内,皮肤毛细血管血液循环活跃,其分泌物质和清除废物过程增强,加快了皮肤的再生,所以充足而有规律的睡眠也是促进皮肤血液循环、健肤美容的保证。

2. 正常睡眠需要哪些条件

人们常说:"能吃能睡无大碍,不吃不睡病自来;日思三餐,夜思一宿。"在人的一生中,大约有 1/3 的时间是在睡眠中度过的。睡眠和食物一样,对于每个人都是必不可少的,是保证机体正常活动、维持身心健康的前提和基础,是生命活动中不可缺少的重要生理功能,是人类健康长寿的需要。睡眠是最好的休息。

虽然说人类产生睡眠并不需要任何条件,一旦睡眠机制启动就会出现睡眠,但是真正使人进入良好睡眠,达到入睡顺利、睡眠过程良好、觉醒后有清新爽快舒适之感,是有一定条件的。通常认为,正常睡眠必须有稳定的情绪、安静的环境、舒适的卧具、适宜的光线和温度、充足的时间、健康的身体,同时要养成良好的生活习惯,改正睡前的不良习惯,尽可能不用助眠措施,并注意午休。

(1)稳定的情绪:稳定的情绪是正常睡眠的前提和基础,情绪不稳定、焦虑、忧愁、兴奋、愤怒、悲伤、恐惧等,均不利于睡眠。

(2)安静的环境:安静的环境是正常睡眠必需的条件之一,居住环境嘈杂,有噪声等,均会影响睡眠质量。

(3)适当的卧具:适当的卧具能保证舒适的睡眠,卧具不舒适容易在睡眠过程中出现肩背酸痛、头痛等,影响睡眠。

(4)适宜的光线和温度:居室保持适宜的光线和温度有利于正常睡眠,强光的刺激,室温过冷过热等,均影响睡眠。

(5)充足的时间:充足的时间是睡眠得以维持的基本条件,没有充足的时间就不可能保证充足有效的睡眠。

(6)健康的身体:正常睡眠是身体健康的标志之一,身体不健康,疾病缠身,对睡眠大有影响。

(7)必要的体育锻炼:坚持必要的体育锻炼可改善大脑皮质功能,纠正失眠,对保持正常睡眠大有好处。

(8)改正睡前的不良习惯:睡前的不良习惯,如睡前饮茶、饮咖啡等,均不利于正常睡眠,为了保证充足有效的睡眠,必须改正睡前的不良习惯。

(9)尽可能不用药物帮助睡眠:药物虽然能帮助睡眠,但长期靠服用药物助眠对身体健康可产生诸多不利影响,所以应尽可能不用药物帮助睡眠,在不服用药物前提下的睡眠才称得上正常睡眠。

(10)注意适当的午休:适当午休是人体健康的需要,注意适当的午休也是正常睡眠所需的条件之一。

 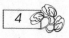

3. 睡眠的过程是怎样的

人的睡眠不是单纯的、始终如一的状态,而是有周期性变化的。科学家利用睡眠脑电图和多导睡眠图对睡眠进行了大量的研究发现,人的整个睡眠过程大致可分为两种不同的时相状态,即慢波睡眠和反常睡眠。这两种睡眠相互交替出现,构成了一个完整的睡眠周期。在正常成年人每晚 6～9 小时的睡眠中,这两种睡眠状态要交替 3～4 次。

(1)慢波睡眠:慢波睡眠又称慢动眼相睡眠、非快动眼相睡眠、浅睡眠,占全部睡眠时间的 75%～80%。慢波睡眠时,人们安睡无梦,副交感神经兴奋显著,如血压、脉搏、呼吸、新陈代谢等均降低,而胃肠功能活动略增强。根据睡眠深浅程度的不同,又将慢波睡眠分为入睡期、浅睡期、中度睡眠期及熟睡期 4 个阶段。

①入睡期。入睡期又称打盹浅睡,占睡眠时间的 5%～10%,在刚入睡的 2～3 分钟,睡眠不实,是一种似睡非睡的状态,稍受一点外界刺激就能立即警觉并清醒过来。不少人在此期常认为自己还未入睡,这时脉搏比清醒时略慢一些,呼吸也低沉起来,眼球像钟摆一样的左右移动。

②浅睡期。浅睡期约占睡眠时间的 5%,是紧接着入睡期之后的睡眠状态,这时人们对小的声响是没有感觉的,有轻微的鼾声呼吸,由浅睡向酣睡发展,眼球偶尔移动或没有眼球移动,此期一般持续 10 分钟左右。

③中度睡眠期。中度睡眠期占整个睡眠时间的 10% 左右,在此阶段人的脑波趋于平稳,脉搏跳得更加缓慢,完全丧失了意识,眼球不再移动,即使外界给予刺激,也很难醒过

来,这一阶段一般保持 20～30 分钟。

④熟睡期。熟睡期的睡眠最深最熟,保持 30～50 分钟,此期的脑波比中度睡眠期还要平缓一些,脉搏降到了每分钟 50～60 次,眼球仍然一动不动,身体也保持不动的状态,全身肌肉松弛,对外界声音没有反应,只有使劲晃动才能勉强地醒过来,在整个睡眠周期中这一阶段占的比重最大。

(2)反常睡眠:反常睡眠又称深睡眠、异相睡眠、快动眼相睡眠,占全部睡眠时间的 20%～25%。在慢波睡眠过程中,每隔 80～120 分钟,即紧连在熟睡期之后,就会出现一阵反常睡眠。

反常睡眠状态持续 20 分钟左右。这期间脑波的表现和入睡期完全相同,睡得不实,但是肌肉却呈现出一种极度松弛的状态,即使施加一点外界刺激,也很难使其醒过来。此时眼球就像醒着时那样快速转动着,体温、心率也较前阶段升高和加速,呼吸变得时快时慢,呈现出不规则的状态,身体部分肌肉,如口角肌、面肌、四肢某些肌肉群可出现轻微抽动,在婴幼儿可表现为吮吸、微笑、手足移动或短促发声等现象。在慢波睡眠时大脑处于睡眠状态,而进入此期间全身肌肉松弛,身体处在一种睡眠状态,大脑却醒过来了,而且这期间是每个人晚间做梦的时期,人的胃肠活动是增强的,胃液分泌旺盛,大脑血流量也明显增加,肾脏分泌、浓缩尿液的功能也增强了。

在一个睡眠周期中,睡眠时相的持续时间及比率除了因人而异外,随着年龄增长也发生着相应的变化。反常睡眠随着年龄的增长而明显减少,清醒进入深睡眠的时间逐渐延长,深睡眠时间逐渐减少,而停留在浅睡阶段的时间却较长。

对于成年人来说,一般由清醒到第四阶段熟睡期需 80～120 分钟,接着进入反常睡眠,之后再转入慢波睡眠的周期,如此反复循环。睡眠是一种正常的生理现象,每个人在其漫长的生活中,都形成了自己的睡眠习惯,一般来说,正常人必须从清醒状态经过慢波睡眠阶段才能进入反常睡眠,其中反常睡眠是睡眠很重要的阶段。

4. 关于睡眠的学说有哪几种

现代医学认为,睡眠是动物经长期进化与后天获得的一种生理功能,睡眠的发生确实有几种学说,有关睡眠发生的学说主要有血液中毒学说、睡眠中枢学说、网状系统上传阻断学说及自律神经系统学说。

(1)血液中毒学说:生物体内存在一种"睡眠促进物质",亦称"睡眠因子"。此学说由法国学者皮隆和艾德最早证明。实验中,他们从非常困倦的动物体内抽出血液,然后注入正常动物体内,发现觉醒的动物很快就入睡了。将血液换成脑脊液亦然。最新科学实验也发现,人脑中有一种活性糖肽类物质参与睡眠的发生,又称为 S 因子。

(2)睡眠中枢学说:瑞士生物学家赫斯使用埋藏电极刺激法证实,"睡眠中枢"在大脑皮质丘脑下,大脑底部第三脑室后。他将特制的绝缘电极置于动物丘脑下的后部,当电流通过时,动物很快由觉醒进入睡眠,若改变电极插入的位置,则不出现上述现象。这一实验说明,睡眠中枢可能位于丘脑下部,动物可通过此中枢来调控睡眠。

(3)网状系统上传阻断学说:网状上行激活系统是传导外界环境和机体内部各种刺激的通路,它维持人的基本觉醒状态。动物实验发现,切断网状结构会使动物失去知觉,其脑波活动与被催眠或麻醉的动物脑波一致。因此,科学家推断,当人体疲劳时,网状系统便自动阻断来自肌肉、关节的上行冲动,从而可使人脑进入抑制状态。

(4)自律神经系统学说:近年来,医学家对睡眠机制的研究越来越趋于实质。他们认为大脑边缘系统不仅主管人的情绪与本能,还与睡眠-觉醒节律有关。因为边缘系统与自律神经系统调控有密切关系,交感神经与副交感神经交替兴奋抑制的结果,产生了睡眠现象,参与这一过程的神经递质有5-羟色胺、去甲肾上腺素、多巴胺、乙酰胆碱等。

综上所述,有关睡眠的学说很多,每一种都有一定的实验基础,但是对睡眠机制确切的了解与掌握,还有待于今后进一步深刻地揭示人脑的秘密。

5. 什么是生物钟,与睡眠有什么关系

人的生命过程是复杂的,又是奇妙的,它无时无刻不在演奏着迷人的"生物节律交响乐",这就是通常人们所说的生物钟。生物钟也叫生物节律、生物韵律,指的是生物体(包括生理、行为及形态结构)随时间变化而呈周期性变化的现象。科学家发现,生物钟是多种多样的,就人体而言,已发现100多种。生物钟对人体健康的影响是非常大的,人类都是按一昼夜为周期进行作息的。

睡眠就是生物钟现象之一。在长期的生活实践中,每个人都有自己的睡眠习惯,有的人习惯于早睡早起,有的人却习惯晚睡晚起,有的人则定时睡觉,定时醒来。当然,这与长期养成的习惯有关,但与人体睡眠-觉醒周期的生物钟现象

也是分不开的。人体本身是有其独特的白天黑夜规律的,有些人对这种规律十分敏感,一进入夜晚该睡的时候就昏昏欲睡,到早晨某一特定时间则一定醒来。这种生物钟节律并不是被动的、继发的应答反应,而是身体内部一种内在性的主动过程,即使将环境中的各种因素都严格控制在恒定状态,其生物钟节律现象也会照样出现。

所以,我们要充分认识规律生活、按时作息的重要性,维护好自己的生物钟,发挥它良好的促进健康作用。要自觉地去规范自己的生活、工作和一切活动,去适应机体内在的规律性变化,以保护自己的身体健康。不要违反客观存在的自身生物节律,与人体的生物钟运转相悖,使自己的生活、工作、起居没有规律,那样就会导致体内的各种生理活动紊乱,结果致使身体逐渐衰弱,失眠、高血压、高脂血症、糖尿病、冠心病等疾病就会逐渐发生。

6. 睡眠的类型有哪些

日出而作,日落而息,按正常的睡眠节律是白天清醒,黑夜睡眠,人类的觉醒和睡眠如同大自然的白昼与黑夜、太阳与月亮的交替变化一样,是一种受生物钟控制的节律,称为觉醒-睡眠节律。调控这一节律的生物钟就位于神经系统的高级中枢,即下丘脑视交叉上核的组织结构内。人的睡眠习惯不一样,其睡眠的类型也不尽相同。就生活中所见,睡眠有早睡早起型、早睡晚起型、晚睡早起型、晚睡晚起型等类型。无论哪种类型的睡眠,往往都是由个人长期生活、工作习惯所养成的,因此睡眠类型是可以改变的。

(1)早睡早起型:早睡早起型也称云雀型,此类型的人夜晚9～10时上床,早晨5～6时起床,符合中国传统习惯,被称为正常睡眠型。这些人一旦入睡其睡眠质量是比较好的,白天的精神状态也饱满,所以有"早睡早起身体好"之说。

(2)早睡晚起型:早睡晚起型的人夜晚9～10时上床,早晨7时以后起床。这种人由于睡眠时间较长,白天精神较好,但由于整夜睡眠较浅,晚间精力就会变差。

(3)晚睡早起型:晚睡早起型的人通常在深夜12时以后上床,早晨6时左右即起床。此型多见于年轻人,他们往往贪恋夜间工作、学习效率高而不断推延入睡的时间,有些贪玩的人晚间去舞厅、打麻将、上网等,深夜才入睡。这些人容易入睡,睡得也很深,但白天精力不如晚间,容易失眠。晚睡早起型常不能适应集体生活,别人都睡了,就他睡不着,这需逐渐调整睡眠节律,适应正常的作息方式。

(4)晚睡晚起型:晚睡晚起型也称"猫头鹰"型,此类型的人通常深夜12时以后上床,早晨9时左右起床。其总的睡眠时间并不短,如果工作允许,这个习惯并没有什么大问题,如作家、画家、书法家等,有些领袖人物就喜欢夜间办公,上午睡觉,已成为习惯,对身体并无损害。但对于一般工作人员和学生来讲却是不适宜的。

7. 睡眠时间与性格、环境和季节有关吗

睡眠时间确实与性格、环境和季节有关。睡眠的多少与性格有明显的关系,经过大量而深入地研究后发现,睡眠时间短的人,性格多外向,大多胸怀宽广,乐观而自信,积极努力,属于实干型的人,这类人多在事业上孜孜不倦,有雄心壮志,对生活和未来充满信心。睡眠时间长的人,性格多内向,

小心谨慎,善于思考,对事物有自己的独到见解,属于思维类型的人,这类人兴趣广泛,而且富于艺术创造性。

不同的环境,不同的季节变化,亦影响睡眠的时间。中医经典著作《黄帝内经素问·四气调神大论篇》中说:"春三月,此为发陈,天地俱生,万物以荣,夜卧早起,广步于庭;夏三月,夜卧早起,无厌于日;秋三月,早卧早起,与鸡俱兴;冬三月,早卧晚起,必待日光。"由此可以看出,古人即懂得顺应四季变化来调整睡眠时间,以利养生。一般来说,春夏宜晚睡早起,每日需睡5~7小时;秋季宜早睡早起,每日需睡7~8小时;冬季宜早睡晚起,每日需睡8~9小时。在阳光充足、天气炎热的日子,人的睡眠时间短;而气候恶劣的天气里,如下雨天,气温较低的冬季,人的睡眠时间长。随着地区海拔的增高,人的睡眠时间稍有减少,随纬度的增加,人的睡眠时间要稍延长。

8. 睡眠时间与年龄有怎样的关系

睡眠的时间因人而异,不同年龄的人对睡眠时间的需求是不完全相同的,通常是随着年龄的增长而睡眠时间会逐渐缩短。年龄越小,其神经细胞的耐劳性越差,需要睡眠的时间也就越长,而到了老年,由于其大脑皮质功能不如青年人活跃,体力活动也大为减少,所以需要的睡眠时间也就随之减少。

另外,性别不同,睡眠时间也略有差异,一般女性比男性睡眠时间要长一些。事实上,成年人每日8小时睡眠只是一个平均数,每个人每日所需的睡眠时间差异很大,与年龄、习惯、性格、体温周期、健康状况、劳动强度、营养条件、工作环境、神经类型、季节、生活条件等多种因素有关,睡眠良好与否,不能单纯用时间的长短来衡量,更重要的还是应看睡眠的质量如何。一般来说,如果睡得较深沉,即使时间短一些,也不会影响人的健康和精力。不同年龄的人每日所需的睡眠时间大致如下。

新生儿:除吃奶和换尿布外,其余时间都在睡,每日睡18~22小时。

1岁以下婴儿:每日应睡14~18小时。

1~2岁儿童:每日应睡13~14小时。

2~4岁儿童:每日应睡12小时。

4~7岁儿童:每日应睡11小时。

7~15岁儿童:每日应睡10小时。

15~20岁青少年:每日应睡9~10小时。

成年人:每日应睡8小时左右。

老年人:每日睡5~6小时。

9. 影响睡眠的四要素是什么

如果以每日睡眠8小时计算,在人的一生中,大约有1/3的时间是在睡眠中度过的。睡眠的好坏与人的心理和身体健康息息相关,睡眠的用具、睡眠的姿势、睡眠的时间及睡眠的环境对睡眠的质量影响很大,此乃影响睡眠的四要素。注意影响睡眠的四要素,对改善睡眠,保持充足有效的睡眠大有帮助。

(1)睡眠的用具:无论是南方的床,还是北方的炕,在安放或修造时,都应南北顺向,入睡时头北脚南,使机体不受地磁的干扰。铺的硬度宜适中,过硬的铺会使人因受其刺激而不得不时常翻身,难以安睡,睡后周身酸痛。枕头高度的选择,一般认为正常人仰卧位枕高12厘米左右,约与个人拳头等高,侧卧与肩等高较为合适。枕头过高过低不仅易引发颈椎病,还影响正常睡眠。

(2)睡眠的姿势:人的睡眠姿势一般是仰卧或侧卧,对于侧位睡姿者,宜经常改变侧卧的方向。有心脏疾病的人,最好取右侧卧位,以免增加心脏负担而使发病的概率增加;患有高血压者,应注意适当垫高枕头;患有肺部疾病者,除垫高枕头外,还要经常改换睡侧,以利痰涎的排出;胃脘部胀满不适和有肝胆系统疾病者,以右侧位睡眠为宜;四肢疼痛者应尽量避免压迫痛处而卧。总之,选择舒适、有利于缓解病痛的睡姿,对保持良好的睡眠大有帮助。

(3)睡眠的时间:睡眠的时间一般应维持7～8小时,但不一定强求,应视个体差异而定。入睡快而睡眠深、一般无梦或少梦者,睡上6小时即可完全恢复精力;入睡慢而浅睡眠多,常多梦、噩梦者,即使睡上10小时,精神仍难清爽,应通过各种治疗,以获得有效睡眠。由于每个人有不同的生理节奏,在睡眠早晚的安排上要因人而异。

(4)睡眠的环境:睡眠的好坏,与环境关系密切,居住环境嘈杂、住房拥挤、卧具的不舒适、空气污染或突然改变睡眠环境,噪声、强光的刺激,气温的过冷或过热,以及蚊子、跳蚤等的侵扰都会影响睡眠。要选择空气清新,光线柔和,温度适宜,居室安静的睡眠环境,以获得安静舒适的睡眠。

10. 睡眠中为什么会流口水

口水是由舌下腺、颌下腺、腮腺等唾液腺通过外分泌管道分泌到口腔的津液,正常每日约分泌 1 500 毫升。一般而言,3～4 个月的婴儿,由于饮食中逐渐补充了含淀粉多的食物,口水分泌量会大大增加,再加上婴儿吞咽功能尚未健全,闭口、开口动作不协调,口水便会流出来。7～8 个月的婴儿,由于牙齿萌生对口腔神经的刺激,唾液分泌量更为增加,口水分泌会更多,宝宝逐渐长大后,唾液分泌功能和吞咽功能渐趋完善,口水便会逐渐消失。

成年人睡眠中流口水者也不少见,究其原因主要有以下几个方面:口腔卫生不良,牙缝里食物残渣,尤其是糖类物质的积聚,容易发生龋齿、牙周病等导致睡眠时流口水;一些不良习惯,如啃指甲、吐舌、咬铅笔等造成前牙畸形,导致睡眠时口水流出;唾液分泌由神经调节,若调节障碍,也会出现睡眠中流口水的现象;睡眠时由于体位的关系,侧身睡、头偏向一侧也容易流口水。防治的方法是要注意口腔卫生,养成饭后漱口、睡前刷牙的良好卫生习惯。也可以请口腔科医生去除牙石,并服用维生素 C、维生素 B_2 等药物,消除牙龈炎,减少口腔内的不良刺激。

11. 梦与睡眠有怎样的关系

经常听到有人说,"我时常一合眼就做梦,整天没精打采;昨晚没休息好,做了一夜梦"。总以为只要做梦就休息不好,有些医生也认为多梦是大脑不曾休息或休息不好的表现,其实这种看法是错误的。做梦并能回忆梦境并不是睡眠不深的标志,也不能说一做梦就是夜间没有睡好。人人都会做梦,只不过有的人不去注意它,而有的人很重视它罢了。

梦是人在睡眠中出现的一种正常生理现象,有梦睡眠约占整个睡眠时间的1/5,做梦对每个人来说是必不可少的,并不会影响大脑休息。许多医学家认为,做梦对人体是有一定益处的,可以帮助大脑恢复和完善其功能活动,有助于智力的发育,有助于大脑的创造思维,还有助于维持人的心理平衡、稳定人的精神。

"昼有所思,夜有所梦",通常由心理因素产生的噩梦、惊梦,内容与引起他心情不愉快的原因有联系,如有的人因亲人死亡,会在梦中感受到伤感之情;有的人因白天与同事发生冲突,夜间会梦见和别人打架,被人追赶,甚至受到死人、鬼怪的侵袭,常常被吓醒;有的人身体上有什么病痛或存在着各种烦恼的心理因素及发生惊恐事件,导致噩梦频频,惊梦不断,正是这些病痛和心理因素对大脑皮质的不良刺激而影响了夜晚的正常睡眠。如果多次从梦中惊醒,就会有多次梦的记忆,感觉梦特别多,同时被惊醒后还会继续感受着梦中的心境,久久难以入睡,这样反而增加睡眠的需要量。

总之,做梦理应不会影响睡眠,但做梦也正像做其他事情一样,都有一个度,过度会适得其反,对身体健康是不利的。如果夜夜做梦,次日头昏脑胀、注意力不集中等,应引起重视。

12. 说梦话是怎么回事

说梦话又叫梦呓,即在睡眠中讲话或发出某种声音(鼾声除外)。有时是清晰的句子,有时嘟嘟囔囔不知在说什么。几乎人人都说过梦话,偶尔还会高喊几声,甚至可以与睡在旁边的人进行短暂的对话。

近年研究发现,梦呓可发生在睡眠的任何阶段,既可发生在做梦较多的异相睡眠期,又可发生在正相睡眠期;既可发生在第一、二期的浅睡阶段,又可发生在第三、四期的深睡阶段,且更多的是发生在正相睡眠期睡眠的第二阶段,即浅睡眠阶段。梦呓的表现形式很不一致,可以仅是嘴唇无声的动作,或是含混不清的叽里咕噜;可以是构音不清的只言片语,或是发音清晰、吐字正确的语言。

梦呓的内容也多种多样,往往是对白天发生的某件事的陈述及看法或愿望,有时是对话、背书、朗诵等,笔者在上大学时曾听过同学用流利的英语说梦话。值得指出的是,说梦话的人很少能将心中的秘密说出来,说梦话的原因和机制至今还没有阐明。

总之,说梦话像睡眠一样是一种正常现象,说梦话主要是影响他人,对自己无任何损害,所以用不着担心。如果说梦话严重者,每晚必说,说则必大声,同室的人可将其叫醒,别无良法。

13. 睡眠时打鼾正常吗

打鼾是睡眠期间由于气流不畅,高速气流冲击气道而发出的声响。打鼾的主要原因是由于睡眠时,尤其是深睡眠时全身肌肉松弛,使悬雍垂下垂,受到呼吸时气流的冲击而发出的声响。此外,呼吸道受阻(如慢性阻塞性肺气肿),肥胖尤其是颈部肥胖等,也都是打鼾的原因。

约50%的人睡眠时有打鼾,打鼾本身并无很大的危险性,一般不会影响打鼾者本身的睡眠和健康,但可干扰他人的安宁。个别打鼾严重者可能是睡眠呼吸暂停综合征的最初阶段。另外,肥胖者随着体重的增加,口咽部的气道进一步狭窄,从而发展为睡眠呼吸暂停综合征。这些患者常在夜间憋醒,睡眠质量下降,醒后感觉乏力,昏昏欲睡,长期下去,会导致体内严重缺氧和二氧化碳潴留,易引起严重的心、脑、肺等并发症。此外,服用含酒精的饮料和精神安定药、催眠药、抗组胺类药物等,均可加重打鼾现象。

由上可以看出,轻度的打鼾对人体并无大碍,对于重度打鼾者,则应到正规医院做鼻腔、口腔、软腭、咽喉及颈部检查,以找出原因并进行针对性的防治。

14. 不良的睡眠习惯有哪些

睡眠并不像人们常说的那样"想睡就睡"就可以了,某些不良的睡眠习惯往往是长期失眠的主要原因。要保持高质量的睡眠,防治失眠,就必须有一个良好的睡眠习惯。对失眠患者来说,改变不良的睡眠习惯可以收到意想不到的效果。不良的睡眠习惯有很多,下面几种是日常生活中较常见的,应注意克服。

(1)饮酒催眠:酒喝得多了,会在醉后呼呼大睡。有一些人以此为据,认为睡不好时只要在临睡前饮点酒,失眠的问题就解决了,其实这一观点是错误的。借饮酒催眠,不仅达不到治疗失眠的目的,长此以往对身体也是极为有害的。酒的成分是酒精(又称乙醇),具有兴奋神经的作用,不少人在酒桌上几杯酒下肚后便会话多而滔滔不绝,情绪异常兴奋,自我控制能力下降,若此时再加码续杯,会出现吐字不清,步态不稳,不胜酒力者就会醉倒不起,但醉的时间一般不会太长,两三个小时就会醒过来,而且酒有耐受性,随着酒量的渐渐增大,要达到醉酒程度的酒量也必定随之上升,若不加量,睡眠持续时间会越来越短。由此可见,欲以酒助眠,不仅不能从根本上解决失眠的问题,反倒可能成为一个酒精依赖者。同时,90%的酒精是经肝脏代谢分解的,过量饮酒对肝脏的损害极大;酒精对神经系统、生殖系统等也有损害,过量饮酒还可出现酒精中毒等。借饮酒催眠无异于饮鸩止渴,所以请失眠者切记,千万不要用此法催眠。

(2)蒙头而睡:有的人以为,蒙着头睡觉外界刺激减少,睡得更香甜,其实蒙着头睡觉是不可取的。因为蒙头大睡会使被窝里的氧气越来越少,二氧化碳越来越多,人体需要的氧气得不到满足最先导致的就是脑部缺氧。结果不是梦多就是做噩梦,容易被惊醒,有时甚至会被憋醒,而且醒后头昏脑涨、胸闷气短,对消除疲劳不利,完全没有睡觉醒后轻松愉快的感觉。

(3)戴东西睡觉:戴东西睡觉也是不良的睡眠习惯,应注意纠正。有的人喜欢戴着手表或挂表睡觉,有的人贪图方便,晚间睡觉时枕边喜欢放着手机,殊不知不但其声响影响睡眠,电子设备释放出来的电磁波日久也会影响人的神经系统,致使其功能紊乱,对睡眠不利。女性戴胸罩是为了展示美和保护乳房,而晚间也戴着胸罩睡觉就完全没有必要。美国夏威夷文明病研究所曾通过对5 000名女性进行调查发现,每日戴胸罩超过12小时,乳腺癌的罹患率比短时间戴胸罩或根本不戴胸罩的人高出20倍以上,所以睡前洗澡后不要再戴上胸罩。

(4)睡"回笼觉":早晨空气中负离子的浓度较大,空气新鲜,清晨起床后到户外跑步、散步或打太极拳等,对身体大有好处。有些人喜欢晨练后再回卧室解衣上床睡上一觉,即所谓的"回笼觉",认为这样会在体力上得到补充,白天精力更充沛,其实这样做会直接影响晨练的效果,不利于身体健康。早晨起床后以不睡回笼觉为好。其一,晨练时人们呼吸加快,心跳加速,心肺功能得到加强,这有利于延缓冠心病、高血压、肺气肿等的发生,若晨练后再补睡一觉,对心肺功能恢复不利;其二,晨练以后,机体内消耗了大量的热能,常有出汗,此时若重新钻入被窝,因被窝的温度过低容易受凉感冒;其三,晨练后会使心跳加快,大脑兴奋,难以直接进入梦乡,而且肌肉因晨练产生的代谢产物(如乳酸等)也不易消除,反而使人感到四肢松弛无力,周身不爽。

(5)夜晚过度娱乐:城市的夜生活五彩缤纷,尤其是娱乐活动较多,但夜晚过度娱乐容易导致失眠,有时会彻夜难眠,影响第二天的生活和工作,对身体健康也有害无益,失眠患者更要注意夜晚娱乐要适可而止,不能过度。打麻将是一种益智和有趣的娱乐方式,在较短的时间内玩一玩有益于调节精神,解除疲劳,如长时间打麻将会使大脑过度紧张、兴奋,妨碍睡眠。有些人喜欢跳舞,但不要痴迷于舞场,如果跳舞时间过长,可造成血管痉挛,易发生头痛,还能使大脑兴奋,加重失眠。

(6)睡前饮浓茶、咖啡:合理的饮茶不仅能爽神益智,对多种疾病也有辅助治疗作用。中医学认为,茶有止渴、提神、消暑、强心、利尿、消食、解腻、明目、益智等功效。茶中除了含有咖啡因、芳香油类、多种维生素、氨基酸及无机盐外,还含有一种能加强毛细血管韧性的茶鞣酸,对神经系统有较好的营养及调节作用。失眠者适时、适量饮茶和咖啡,可提高中枢神经系统的兴奋性,增强记忆力,消除疲劳,提神醒脑。

但应注意睡前不要饮大量浓茶、咖啡。睡前饮浓茶、咖啡会因其兴奋作用而影响睡眠。因此,失眠者睡前饮浓茶、咖啡是不可取的。

(7)临睡前思考问题:临睡前动脑筋思考问题,这是一种不良的习惯,往往因为考虑问题使大脑过度兴奋而引起失眠,应该改变这个习惯,在上床睡觉之前把明天要做的事记在本子上或记事牌上,然后坦然上床睡觉。同样,对容易激动兴奋的人来说,睡前不宜进行激动人心的讲话,不宜看扣人心弦的书刊,不宜观看使人难以忘怀的电影和戏剧。这样才能使大脑容易进入抑制状态,而不会引起大脑皮质过度兴奋,影响睡眠。

15. 什么是失眠,发病情况怎样

夜幕降临,繁星闪烁,辛勤劳作了一天的人们渐渐地进入甜美的梦乡。然而在我们中间,并不是每个人都能顺利地入睡,有的入睡困难,上床后很难马上睡着;有的睡不安稳,噩梦频频,容易惊醒;有的人会早醒,醒后不能马上入睡;更有甚者在床上辗转反侧,彻夜难眠,苦不堪言,其实这都是失眠了。

失眠即睡眠障碍,是指睡眠时间和质量不能达到正常睡眠要求,从而出现疲乏、注意力不集中、情绪不佳等不适的感觉。睡眠的时间和质量要以平时睡眠习惯为标准,而且只有连续无法正常入睡时间至少在3周以上,才称得上患有失眠症。失眠是中枢神经系统功能失调的反应,失眠可以表现出多种多样的情况,如难以入睡、早醒、睡眠中易醒、醒后难以再度入睡、睡眠质量下降(表现为多梦)、睡眠时间明显减少等。

　　失眠是生活中最易发生的一种症状,在人的一生中,绝大多数都有过罹患失眠的病史或正被失眠所困扰。失眠是当今社会人们普遍存在的痛苦之一,它可能是除疼痛以外最常见的临床症状,失眠给患者带来肉体和精神上的痛苦,严重影响人们的生活质量和劳动能力。失眠症已经受到越来越多的关注。2001年,国际精神卫生和神经科基金会提议,把每年3月21日作为世界睡眠日,以宣传普及睡眠知识,在全球开展睡眠与健康活动,以唤起全民对睡眠重要性的认识。

　　失眠在人群中有较高的发生率。据统计,全球约30%的人群有睡眠困难,约10%以上存在慢性失眠(入睡或保持睡眠困难)。随着人类文明步伐的加快,人均寿命的延长,工作、精神压力的加重,以及锻炼机会的减少等因素,使失眠的发病率持续攀升,严重影响人们的正常生活和身体健康,现代人正面临失眠越来越严重的侵袭。据国外流行病学调查显示,有20%～30%的成年人有睡眠问题,老年人则高达35%。1995年,世界卫生组织的调查显示,美国人群失眠的发病率为35.2%,巴西为40%,英、法等国也在25%～30%,日本为20%。我国失眠的发病率也居高不下。据不完全统计,目前我国有1/4的老年人、1/6的青年人有不同程度的失眠。

　　大量调查显示,失眠的发病与性别、年龄,以及职业诸因素有密切的关系。从性别上看,无论男性女性,年龄在40岁以内发病率相似,而在40岁以上年龄段中女性发病率要比男性略高,约占59%,而且脑力劳动者高于体力劳动者。女性发病率较高的原因,与月经期、绝经期和妊娠期引起的内分泌功能失调有关;可能还与女性除工作外,还承受着更多的抚养子女、照料老人等家务负担有关,再加上女性性格大多有较细心负责的特点,使她们更易出现精神方面的障碍而影响睡眠。

从职业上来看,脑力劳动者发病率较高,而体力劳动者发病率相对较低。首先是白领睡眠障碍发病率最高,其中尤以财会人员为最高,其次是以承受压力较大的干部、经理、管理阶层,以及医生、教师为多,而工人、农民等体力劳动者普遍较低。拿财会工作人员来说,长期和数字打交道,易引起精神亢奋而致失眠。有资料显示,在某些医院心理门诊的患者中,因睡眠障碍引起精神性疾病的比例也很高。

16. 引发失眠的原因有哪些

引发失眠的原因复杂多样,任何可引起大脑中枢兴奋性增加的因素都可能成为失眠的原因。环境因素、行为因素、疾病因素、精神因素,以及药物和嗜酒因素等,都可以通过影响大脑正常的兴奋和抑制过程而导致失眠。同时,同一患者的失眠常可能不止一个原因,不过从现实生活来看,精神因素引发的失眠较为常见。

(1)环境因素:环境因素是引发失眠最常见的原因之一。例如,居住环境嘈杂、住房拥挤、卧具的不舒适、空气污染或突然改变睡眠环境,噪声、强光的刺激,气温的过冷或过热,以及蚊子、跳蚤等的侵扰,都会影响睡眠而出现失眠。

(2)行为因素:不良的生活习惯,如睡前饮茶、饮咖啡、吸烟等;经常日夜倒班工作,以及长期夜间作业、流动性工作如出差等,都可使睡眠节律改变而引发失眠。此外,生活无规律,入睡无定时,过度娱乐,以及跨时区的时差反应等,也均可引起体内生物钟节奏的变化而出现失眠。另外,饮食过饥过饱、疲劳、兴奋等,也可引起失眠。

(3)疾病因素:任何躯体的不适均可导致失眠,失眠与很多疾病有关,或者说有不少疾病会引起失眠。失眠往往是一张"面具",其背后常常还隐藏着其他疾病。例如,神经衰弱、精神分裂症、情感性疾病、绝经期综合征、甲状腺功能亢进、肺心病、过敏性疾病、中枢神经系统疾病、高血压、膀胱炎、冠心病、营养不良,以及各种疼痛性疾病等,都可出现失眠。

(4)精神因素:精神因素是引起失眠的主要原因,生活和工作中的各种不愉快事件致使焦虑、忧愁,过度的兴奋、愤怒,持续的精神创伤导致的悲伤、恐惧等,均可引起失眠或加重失眠。多数失眠者因为工作压力大,过于疲惫和思虑过多而导致睡眠障碍。患者由于过分地关注自身睡眠问题反而不能保证正常的睡眠,有时即使睡着了也是噩梦不断,出现恶性循环。

(5)年龄因素:失眠与年龄密切相关,年龄越大越容易失眠,老年人入睡时间往往延长,再加上夜尿多,睡眠浅,易醒等原因,因此老年人失眠的发生率比年轻人要高得多。

(6)药物和嗜酒因素:药物是引起失眠的另一个原因,有些失眠纯粹是由药物引起的,即药源性失眠。能引起失眠的药物常见的有平喘药、安定类药、利尿药、强心药、降血压药、对胃有刺激的药,以及中枢兴奋药等。另外,长期服用催眠药一旦戒断也会出现戒断症状,如睡眠浅、噩梦多等。偶尔适量饮酒可能有促进睡眠的作用,但若长期饮酒,就像吃催

23

眠药一样会上瘾,久而久之将影响正常睡眠,出现失眠。

17. 失眠与神经衰弱有什么关系

失眠与神经衰弱密切相关。神经衰弱是由心理、社会因素引起大脑皮质功能紊乱所致的一种疾病,其临床症状复杂、多变,具有心理冲突、心理障碍特征,患者易激动,对声、光、冷、热等刺激敏感,常有头晕、心烦、心悸、厌食、性功能异常,白天没精神、思维迟钝、记忆力减退,并有睡不着、睡不实、多梦等。失眠和神经衰弱都属于神经功能障碍性疾病,神经衰弱最常见的症状就是失眠,不过失眠不是神经衰弱的唯一症状,有失眠症状的人也不一定就是神经衰弱,失眠可由多种原因引起。

引起失眠的原因有许多,神经衰弱者失眠的常见原因主要在于压力增加或不知如何处理这些压力,所以感到担心、焦虑而干扰睡眠。而睡眠差本身又加重白天的不良状态与感受,如疲劳、缺乏精力、注意力不集中,使人更焦虑。有些人想借助咖啡、浓茶或尼古丁提神,这些又加重了夜间的失眠,形成恶性循环。神经衰弱患者由于大脑兴奋和抑制功能失调,自主神经功能紊乱,易出现心烦急躁、失眠多梦、心悸健忘等症状,这当中最突出和最早出现的症状就是失眠。神经衰弱者失眠多表现为入睡难、早醒、醒后不易再睡,以及睡眠浅且多梦等,觉醒后有不解乏之感。

神经衰弱属中医学"不寐""郁证""惊悸""健忘"的范畴。中医学认为,神经衰弱的发生主要由于素体虚弱,情志失调,思虑劳倦,饮食不节等,致使气血不足,阴阳失调,脏腑功能紊乱而成。患者因先天禀赋不足,情志懦弱,性格多表现为胆怯、自卑、多疑等。性格懦弱之人,又容易为七情所伤,长期情志抑郁,必致肝气郁结,疏泄失常,郁而化火,扰及心神,从而容易出现心烦失眠。思虑劳倦者,必使心脾两虚,心肾不交,肝肾阴虚,心神失养,脑窍失聪,则失眠多梦,心悸健忘,腰酸腿软,头晕耳鸣,神疲乏力诸症状丛生。

18. 服用哪些药物易引起失眠

药物是导致失眠的重要原因之一,对镇静催眠药物发生依赖现象的人常有顽固性睡眠障碍,长期服用兴奋药的人也会出现失眠,有些失眠纯粹是由药物引起的,即药源性失眠。那么,服用哪些药物可引起失眠呢?

有关资料表明,能引起失眠或使失眠加重的药物主要有糖皮质激素、平喘药、抗结核药、抗心律失常药、降压药、利尿药、高效镇痛药、抗抑郁药、抗胆碱药、安定类药,以及中枢兴奋药等。

(1)糖皮质激素:如泼尼松、地塞米松、泼尼松龙等,大剂量使用时可引起机体的兴奋性增高,导致失眠、多汗等。

(2)平喘药:如氨茶碱、麻黄碱等,夜晚服用后由于其中枢兴奋作用,常常导致失眠。

(3)抗结核药:如大量服用异烟肼时,具有中枢神经系统兴奋作用,可导致失眠。

(4)抗心律失常药:如丙吡胺和普鲁卡因胺,均可影响睡眠的质量,引发失眠等。

(5)降压药:如甲基多巴、萝芙木甲素和可乐定等,可产生抑郁综合征而造成严重失眠。此外,抗高血压药用量不当容易造成夜间低血压也可引起失眠。

（6）利尿药：如呋塞米、依他尼酸（利尿酸）等，尤其是联合用药时，可引起夜间多尿而扰乱睡眠。此外，由于利尿后排钾过多导致心血管节律障碍而引起失眠。

（7）高效镇痛药：如吗啡、哌替啶等，在使用过程中由于其中枢兴奋作用常出现失眠，在反复应用而突然停药时可出现戒断综合征而导致失眠等。

（8）抗抑郁药：如丙米嗪、去甲替林、普罗替林，以及氯丙嗪等，都可引起失眠。

（9）抗胆碱药：抗胆碱药特别是治疗帕金森病和震颤的药物，还有三环抗抑郁药（如阿米替林等）可引起夜间烦躁不安和精神错乱而影响睡眠。

（10）安定类药：安定类药用量不当，偶尔可导致老年患者睡眠倒置，即白天镇静，全身活动减少，摄入液体量减少，进而夜间烦躁不安、精神错乱，出现失眠等。

（11）中枢兴奋药：如吡拉西坦，若在晚间服用会引起烦躁而进入兴奋状态，导致失眠。

（12）其他：除上述药物外，如抗癌药、抗癫痫药、口服避孕药、甲状腺制剂，以及含咖啡因的药物等，均可兴奋大脑皮质而影响睡眠。

应当指出的是：药物与食物不同，大剂量长期使用，各种不良反应会越来越严重，其不良反应远不止仅仅是引起失眠。在用药前必须熟悉其不良反应，尽量避免联合用药，必须联合时要仔细分析其相互作用，最好不要超过 3 种，以免药物间产生拮抗而引发失眠等不良反应。

19. 哪些疾病常伴有失眠

失眠与很多疾病有关，或者说有不少疾病会引起失眠或伴有失眠,所以若把这些疾病治好了,睡眠一般也能得到改善。因此,必须了解能引起失眠的疾病,看哪些病常伴有失眠,这样对改善睡眠有所裨益。

(1)中枢神经系统疾病:如脑外伤、脑肿瘤、脑血管疾病、帕金森病、老年性痴呆、癫痫、偏头痛等,均能引起失眠而伴发失眠的症状。

(2)呼吸系统疾病:如慢性支气管炎、支气管哮喘、百日咳、慢性肺源性心脏病、慢性阻塞性肺疾病等,也常常伴有失眠。

(3)泌尿系统疾病:慢性肾衰竭时的睡眠常常是短而破碎,只有肾透析或肾移植才能有效地解决问题。尿毒症还可因毒物在体内蓄积而不断地损伤中枢神经细胞及使机体代谢紊乱而致失眠。膀胱炎、肾盂肾炎引起的尿频、尿急、尿痛可严重干扰睡眠。此外,中老年男性前列腺肥大引起的尿频对睡眠也有不利影响。

(4)变态反应性疾病:皮肤瘙痒、过敏性鼻炎、荨麻疹常常干扰睡眠而伴发失眠。

(5)循环系统疾病:心力衰竭、冠心病心绞痛、高血压、动静脉炎等,都可影响睡眠而出现失眠。

(6)消化系统疾病:消化性溃疡、肠炎、细菌性痢疾等造成腹痛、烧灼感、恶心、呕吐、腹泻等,可明显干扰睡眠而伴发失眠。

(7)运动系统疾病:骨骼、肌肉、关节的损伤和炎症,可致使其发生酸楚疼痛,会不同程度地引起睡眠障碍。

(8)精神心理疾病:抑郁症、神经衰弱、精神分裂症、焦虑症等精神心理疾病患者大多伴有不同程度的失眠。

(9)内分泌系统疾病:甲状腺功能亢进患者常有恐惧、焦虑等,伴发有失眠;糖尿病患者由于饮食摄入量的改变,尿量增多,以及伴发的周围神经损害,也常出现睡眠障碍。

(10)妇女经前期和绝经期综合征:妇女经前期综合征可发生严重的焦虑不安、痛经而出现失眠;绝经期综合征也常有心烦急躁、心悸盗汗、失眠多梦等症状。

20. 失眠的危害有哪些

我国民间有"经常失眠,少活十年"的说法。科学研究表明,人不吃饭能活 20 天,不喝水能活 7 天,而不睡觉却只能活 5 天。可见失眠对人体健康危害之大。睡眠对人体具有各种保护功能,偶尔失眠对身体并无多大损害,但如果长期严重失眠,将会对人体健康产生不同程度的损害。

(1)长期失眠,人的大脑得不到充分的休息,就会使人的注意力不集中,使大脑的创造性逻辑思维能力下降,记忆减弱,甚至会使运算和处理事物的能力受到影响,从而使有关的精神活动和工作、学习效率明显下降。

(2)睡眠不足可引起人体的交感神经功能亢进,兴奋性增加,白天和黑夜的代谢率增高,免疫力被削弱,影响整个人体功能的恢复。这样,势必会使对各种疾病的抵抗力减弱,由此会导致各种疾病的发生,或使原有的多种疾病症状加重。与正常人相比,失眠者明显出现神疲乏力,精神不振,易患感冒、胃肠道疾病、脱发、白内障等病。同时,长期失眠还会引起血中胆固醇含量增高,若运动量减少,极易引起肥胖,使高血压、糖尿病、心脏病等的发病概率增加,甚至易发生中风。

(3)对处于生长发育阶段的儿童来说,失眠不仅会影响身体健康,还可因生长素在失眠时的分泌减少而影响其生长发育。因为儿童的生长发育除了与遗传、营养、锻炼等因素有关外,还与生长素的分泌有一定的关系,生长素是下丘脑分泌的一种激素,它能促进骨骼、肌肉、脏器的发育,儿童在熟睡时生长素有一个很大的分泌高峰,随后又有几个小的分泌高峰。有个别家长只单纯要求孩子要有好的学习成绩,却往往忽视了应给孩子每日充足的睡眠时间。如果孩子经常失眠或睡眠明显不足,生长素的分泌就会减少,一两年后,这些孩子的身高就会明显低于睡眠充足的孩子。

(4)失眠还会影响皮肤健康。人们常说"失眠是美容的大忌",经常因失眠导致睡眠不足的人,由于皮肤毛细血管血液循环受阻,皮肤细胞得不到充足的营养,而影响皮肤的新陈代谢,加速皮肤的衰老,使皮肤色泽晦暗,眼周发黑,易生皱纹,显得苍老。而健康睡眠者的面色红润有光泽,双目灵活有神,显得神采奕奕,精神焕发,年轻漂亮。

(5)经常失眠、睡眠不足或睡眠紊乱会影响人体内细胞的分裂。澳大利亚科学家的研究表明,人体内细胞的分裂多在睡眠之中进行,严重失眠会影响细胞的分裂,易产生细胞突变而导致癌症的发生,严重威胁着人类的健康。

(6)长期失眠可导致人体自主神经功能紊乱,内分泌失调,而引起轻重不等的各种精神障碍,终日恐惧胆怯,急躁易怒,心情沮丧焦虑,男子阳痿、性欲减退等。轻者出现神经衰弱,较重者易导致抑郁症、焦虑症、精神分裂症等精神性疾病的发生。老年人则往往易表现出情绪低落,烦躁不安,或致痴呆症发生,影响人际交往等。

（7）由于失眠产生的上述躯体和精神方面的不利影响，大大增加了工作时意外事故的发生，从而对社会和个人造成巨大损失。据美国有关方面的统计，美国由失眠而造成的车祸占整个车祸发生率的 7%。1990 年，美国因失眠造成的直接医疗支出，以及造成的生产下降、病假和意外事故伤害等的经济损失约为 154 亿美元，再加上因加重了其他疾病造成的医疗支出，以最保守的估计，每年经济损失达 300 亿～359 亿美元。因失眠给人类带来的种种危害远远不止于此，失眠问题的严重性恐怕超过了其他各种疾病。

21. 失眠有哪些临床表现

失眠是指有效睡眠量的减少，一般认为每周 4 个晚间连续 3 周或以上，入睡、浅睡期＞30 分钟，或每晚总的觉醒时间＞30 分钟，使睡眠效率＜85% 即为失眠。失眠的临床表现是多种多样的。

失眠最主要的症状是睡眠时间不足、睡眠质量下降，常伴随许多不适，如头晕头痛、体倦乏力、注意力不集中、健忘、工作和学习效率下降等。失眠的表现有入睡困难、时常觉醒、晨醒过早等多种形式。

（1）入睡困难：上床后很难马上睡着是失眠最常见的表现。上床后 30 分钟仍不能入睡即可认定为"入睡困难"。入睡困难的特点就是睡眠行为与环境建立了不良的条件反射，若遇到环境改变，如出差、值班，甚至改变床位或更换枕头均可使入睡困难更加明显或恶化。这些患者往往在就寝之前就开始担心自己能否入睡，因此很难放松进入自然的睡眠状态。一些预防性措施不但不能帮助睡眠，由于注入了主观意识活动,反而提高了大脑皮质的兴奋性,加剧了本来就紧张的精神状态。患者入睡前思绪繁杂,情绪焦虑,肌肉紧张,因此入睡的潜伏期延长。

(2)时常觉醒:睡眠时常觉醒在日常生活中也较多见,表现在睡不安稳,容易惊醒,睡眠间断、中断和不安宁,常伴入睡困难和早醒,并常有噩梦发生。由于大脑皮质警醒的水平较高,浅睡眠时间长,因此在慢波睡眠浅睡阶段和反常睡眠阶段较易醒转,造成睡眠时间缩短,睡眠质量下降,感到似睡非睡,对周围环境的声响、活动一概知晓,故醒后常感睡眠不足。

(3)晨醒过早:早醒又称为"终点失眠",患者入睡并不困难,但持续时间不长,醒后再难以入睡,在床上辗转反侧或起床走动,叹息夜太长。

(4)梦境频发:梦境频发者虽能入睡,却自觉整夜未睡好,常常主诉"通宵做梦,根本未睡",睡眠质量差,醒后感到疲乏,精神萎靡不振。

22. 失眠是如何分类的

失眠的分类目前尚无统一的标准,有按失眠时间分类,有按失眠原因分类,也有按失眠性质及失眠发生时间长短分类等。

(1)按失眠时间分类:按失眠时间可分为起始失眠、间断性失眠和终点失眠。

①起始失眠。起始失眠是指入睡困难,又称为"入睡性失眠"。

②间断性失眠。间断性失眠是指入睡不宁,睡后易醒,

常有噩梦,又称为"睡眠维持性失眠"。

③终点失眠。终点失眠是指入睡并不困难,但持续时间不长,醒后不能再入睡,又称"早醒性失眠"。

(2)按失眠原因分类:按失眠原因可分为生理性失眠和病理性失眠。

①生理性失眠。生理性失眠是指偶尔失眠,或因环境、情绪、饮食、娱乐、药物等引起的一过性失眠,并排除疾病引起的失眠症。在人的一生中,绝大多数人均有生理性失眠的体验。

②病理性失眠。病理性失眠是指各种器质性疾病引起的失眠,一般时间较长。

(3)按失眠性质分类:按失眠性质可分为真性失眠和假性失眠。

①真性失眠。真性失眠是指长时间对睡眠质量不满意,包括难以入睡、睡眠不深、睡后易醒、多梦、早醒、醒后不易入睡等,这种情况每周至少发生 3 次以上,而且持续 1 个月以上。

②假性失眠。假性失眠是指自觉经常失眠,实际上睡眠的质量和数量都是正常的,只是睡眠的量在正常范围内出现波动而已。

(4)按失眠发生时间的长短分类:按失眠发生时间的长短可分为一过性失眠、短期失眠和慢性失眠。

①一过性失眠。一过性失眠指偶尔失眠。

②短期失眠。短期失眠指为期 2~3 周或数月的失眠。

③慢性失眠。慢性失眠通常指病程在 6 个月以上的经常性失眠。

23. 什么是假性失眠，哪些是假性失眠

按失眠性质的不同通常将失眠分为真性失眠和假性失眠。真性失眠是指长时间对睡眠质量不满意，包括难以入睡、睡眠不深、睡后易醒、多梦、早醒、醒后不易入睡等，这种情况每周至少发生3次以上，而且持续1个月以上。所谓假性失眠，则是指自觉经常失眠，实际上睡眠的质量和数量都是正常的，只是睡眠的量在正常范围内出现波动而已。那么哪些失眠是假性失眠呢？通常所见的假性失眠主要有以下3种情况。

（1）把每日睡眠时间低于6小时即认为是失眠：要知道，对睡眠的量的要求是因人而异的，而且不同年龄的人也不一样，年龄越小睡眠量需要越多，随着年龄的增长睡眠量是逐渐减少的。在荷兰阿姆斯特丹召开的"人的睡眠"国际会议得出的结论是"每人每日必须睡8个小时的说法是毫无根据的"。有的人把一昼夜的一半时间用于睡觉，也有的人每昼夜只睡3～4小时就足够了，甚至有极个别人每昼夜睡眠时间不到2小时，仍然精力充沛，毫无不适。衡量正常睡眠时间要以本人平时的睡眠习惯作为衡量标准，绝不能因为少于大多数人的平均睡眠时间就认为是失眠。在现实生活中，有些人对睡眠量过分计较，常因少睡1小时而心神不定，其实合理的睡眠量应以能使疲劳恢复，精神愉快，能很好地进行一天的工作和生活为标准。

（2）把睡眠量正常范围内的波动当作失眠：事实上睡眠量除存在个体差异外，对每一个人来说，随着年龄的增长也发生相应的变化。例如，老年人与年轻时相比睡眠时间减

少,睡眠深度变浅,夜间常有自醒,且早晨也早醒,这是正常的。另外,睡眠的量可受到各种因素的影响而发生变化,如平时很少饮茶的人,若在晚间饮用茶或咖啡,就会入眠困难而自感失眠。一个习惯于早睡的人,也会因偶尔一次上床过晚而难以入眠,这些均是人体的正常反应,不能算作失眠。又如,更换住处、蚊虫叮咬、光线太强、噪声过大等,也均可影响睡眠。若对上述干扰因素处理不当,且对失眠产生恐惧心理,久而久之就有可能发展为真正的失眠。

(3)总认为自己失眠而实际睡眠时间和质量均正常者:在临床中,经常遇到自述失眠者,如有的老年人夜间睡眠时间相对短些,但有白天睡觉的习惯,实际上每日总的睡眠量并不短,这就是假性失眠。有位睡眠生理学家对一些自述失眠的年轻人做睡眠观察,经睡眠脑电图检查,与正常人没有明显的区别,夜间睡得很好。其实,这些人均十分计较自己的睡眠量,担心睡眠不足会损害身体健康,结果事与愿违,产生不必要的思想负担,影响了身心健康。

由上可以看出,有相当一部分失眠是假性失眠,说明普及睡眠的知识十分重要。对假性失眠者来说,更是如此,他们一旦认识到自己的睡眠毫无问题,往往主观症状就会消失,"失眠"会不治而愈。

24. 失眠患者一般要做哪些检查

导致失眠的原因有很多,许多躯体疾病或精神障碍都可伴有失眠,因此对于失眠患者应做详细的体检,寻找原因,以免出现误诊误治。对失眠患者来说,一般要做以下检查。

(1)详细地了解病史:详细了解病史包括了解失眠的症

状表现,严重程度,失眠的发生背景,失眠的间接、直接诱因,失眠的伴随症状,既往有无躯体疾病,有无用药史,有无生活、饮食习惯的改变,以及失眠时患者的主观体验和心情等情况,才能更有针对性地做其他检查。

(2)系统的体格检查:根据了解的病史特点对患者进行重点系统的体格检查,明确内脏器官有无疾病,有无脑神经系统异常及有无精神障碍性疾病等。

(3)相关的辅助检查:通过了解病史及体格检查得出一个初步印象后,根据需要再进行相关的辅助检查。对于失眠患者重点应用的是脑部疾病及功能状况的检查,其中包括脑电图、脑血管造影、经颅多普勒、脑血流图、脑 CT、MRI 等。如发现有躯体疾病,还需有针对性地进行血脂、血糖、肝功能、心电图等检查,必要时还应做基础代谢率和内分泌测定。为了了解失眠患者睡眠的确切情况,帮助失眠患者区分清楚睡眠与清醒的界限,若有必要也可进行睡眠脑电图和多导睡眠图等检查。

(4)必要的心理测试:由于失眠与不良个性,思虑过多,精神创伤等心理因素,以及环境因素密切相关,为判明心理生理因素的作用,还需进行心理测试、人格测定、智能检测等,如进行症状自评量表,以及焦虑、抑郁量表测评,以协助诊断。

25. 失眠的特殊检查有哪些

诊断失眠除了详细询问病史和进行体格检查外,有时确实还需做一些特殊检查,失眠的特殊检查主要包括睡眠脑电图、多导睡眠图,以及肢体活动电图等。通过上述特殊检查,可以了解失眠患者睡眠的确切情况,有的还可推断并发现失眠的原因,帮助慢性失眠患者区分清楚睡眠与清醒的界限,当然其设备较贵,检查费用也较高,操作费时,目前尚未普及。

(1)睡眠脑电图和多导睡眠图:是至今唯一可以全面地、客观地和量化地反映和诊断失眠的可靠手段,可对失眠进行质和量的分析评估,还有助于某些失眠的病因诊断,可以选择性地进行检查。

(2)肢体活动电图:可用以追踪有节律性的昼夜活动和休息周期及其特点,从而判断觉醒和睡眠这两种不同状态,缺点是敏感性和准确性较差,误差较大,且无法用以区分睡眠的各个阶段,因而无法与睡眠脑电图或多导睡眠图相比。肢体活动电图在失眠中的主要用途是:作为失眠的一项补充的客观诊断依据;作为进行睡眠脑电图或多导睡眠图检查前的一种初步筛选手段。

(3)其他:除以上所说的外,还有唤醒标记仪、夜帽、微动敏感床垫等检查手段可供失眠患者选择应用。

26. 如何正确诊断失眠

失眠是一种最常见的睡眠障碍,主要是指有效睡眠量的减少。一般认为,每周 4 个晚间连续 3 周或以上,入睡、浅睡期＞30 分钟,或每晚总的觉醒时间＞30 分钟,使睡眠效率＜85％即为失眠。

诊断失眠时最主要的就是要看第二天的症状,如果主诉晚间睡眠很少,但第二天精神状态很好的活,那么这不属于失眠,只能称为短睡眠。所以,目前普遍认为要给失眠下一个确切的诊断,应考虑3个因素:即失眠的主观感受,失眠次日继发的日间不良后果(如疲倦乏力、注意力下降、打盹等),客观检测(如常用的是多导睡眠图等),并由这3方面结合起来综合判断。简言之,失眠的诊断应分为主观与客观两种临床诊断方法。目前,大多数睡眠障碍的诊断属于症状诊断,因此失眠的诊断主要应根据患者的主观症状——通过问诊获得,并结合客观检查而明确之。

(1)诊断失眠的主观临床标准:主诉睡眠量少和睡眠质量欠佳;白天感到疲乏无力、精神不振、头昏、头胀等,是由睡眠干扰所致;仅有睡眠量减少而无白天不适(即短睡眠者)不能视为失眠。

(2)诊断失眠的客观标准:在睡眠脑电图和多导睡眠图上,可对失眠做出客观的判断,国际通用的标准是:入睡困难,睡眠潜伏期延长(>30分钟);实际睡眠时间减少(每夜<6.5小时);觉醒时间增多(每夜在30分钟以上)。

27. 如何自我评价睡眠的质量

自我测试睡眠是否充足,可以从以下3方面考虑:是否依靠闹钟的铃声才能醒过来?是否在看电视或静坐时经常打瞌睡?是否一躺上床便呼呼大睡?如果你对上述问题中的一个或两个回答"是",那说明你的睡眠不足要调整,即应增加你的睡眠时间,使你精力充沛起来。

要自我评价睡眠质量,得知是属于失眠或可疑失眠,或无睡眠障碍,可以通过阿森(Athens)失眠量表(表1)自测。如果想知道是否属于睡眠障碍(失眠),可以通过睡眠障碍自测量表(表2)自测,来确定是属于失眠的轻、中、重度或有无睡眠障碍。

表1　阿森失眠量表

	得　分
1. 入睡时间(关灯后到睡着的时间) 0:没问题;1:轻微延迟;2:显著延迟;3:严重影响或没有睡觉	得　分
2. 夜间苏醒 0:没问题;1:轻微影响;2:显著影响;3:严重影响或没有睡觉	得　分
3. 比期望的时间早醒 0:没问题;1:轻微影响;2:显著影响;3:严重提早或没有睡觉	得　分
4. 总睡觉时间 0:足够;1:轻微不足;2:显著不足;3:严重不足或没有睡觉	得　分
5. 总睡眠质量(无论睡多长) 0:满意;1:轻微不满;2:显著不满;3:严重不满或没有睡觉	得　分
6. 白天情绪 0:正常;1:轻微低落;2:显著低落;3:严重低落	得　分
7. 白天身体功能(体力、精神、记忆力、认知力等) 0:足够;1:轻微影响;2:显著影响;3:严重影响	得　分
8. 白天思睡 0:无思睡;1:轻微思睡;2:显著思睡;3:严重思睡	得　分
测试结果:	总得分为　分

　　对于上述列出的问题,如果在过去1个月内每周至少发生3次,就请圈点相应的自我评价结果,将每一个问题所得自我测评的分数填入右侧空格内,以上8种分数相加,总分0～24分。如果总分<4,即说明无睡眠障碍;如果总分4～6分,即为可疑失眠;如果总分>6,即为失眠。

表2　睡眠障碍自测量表

	得　分
1. 总睡眠时间 0:7～9 小时;1:5～7 小时;3:3～5 小时;5:<3 小时	得　分
2. 入睡时间 0:很快入睡;1:需 30 分钟以上;3:需 60 分钟以上;5:需 120 分钟以上	得　分
3. 熟睡感 0:有;1:很少有;3:缺乏;5:无	得　分
4. 中途易醒 0:无;1:偶尔有,但很快入睡;3:经常有,但能入睡;5:经常有,但又难入睡	得　分
5. 梦 0:无;1:很少有;3:经常有;5:整夜有	得　分
6. 晨起后自觉症状 0:畅快,情绪良好;1:情绪不特别好;3:有明显睡意;5:头痛、倦怠感,心境恶劣	得　分
7. 早醒 0:无;1:提早 1 小时以内;3:提早 1～2 小时;5:提早 2 小时以上	得　分
8. 饮酒或服用催眠药 0:无;1:很少;3:经常;5:依赖性	得　分
测试结果:	总得分为　分

　　表 2 的评分与积分方法同表 1,以上 8 种分数相加,总分在 0～64。如果总分<8 分,为正常,无睡眠障碍;如果总分为 8～15 分,为轻度失眠;如果总分为 16～23 分,为中度失眠;如果总分>24 分,为重度失眠。

28. 失眠症状的计分和疗效判定标准是什么

评价治疗失眠的疗效如何,有失眠症状的计分和疗效判定标准,通过这个标准,可以了解治疗失眠的效果怎样。现将失眠症状的计分和疗效判定标准介绍如下。

(1)失眠症状的计分:轻度失眠1～7分,中度失眠8～14分,重度失眠15～21分。

①失眠多梦

0分:无或消失。

2分:入睡困难、易醒、多梦、晨醒过早,不影响工作。

4分:入睡困难、易醒、多梦、早醒,晨起感到疲乏或白天困倦,影响工作。

6分:彻夜难眠,每周超过3次,严重影响工作。

②心悸

0分:无或消失。

1分:偶尔发生。

2分:有时发生。

3分:经常发生。

③健忘

0分:无或消失。

1分:记性下降,对本周发生的事情记忆不清。

2分:记性较差,对前一天的事情记忆不清。

3分:记性很差,过日即忘,对当天发生的事情记忆不清。

④心烦懊恼

0分:无或消失。

1分:心烦,偶尔影响休息。

2分:心烦,入睡困难。

3分:心烦,彻夜难眠。

⑤神疲体倦

0分:无或消失。

1分:精神不振,易疲倦,可坚持轻体力劳动。

2分:精神疲乏,倦怠较甚,勉强支持日常活动。

3分:精神极度疲乏,四肢无力,不能坚持日常活动。

⑥面色少华

0分:无或消失。

1分:面色淡白。

2分:面色淡白、萎黄。

3分:面色苍白、萎黄。

⑦舌淡或红,脉细弱

(2)疗效指数的指标

疗效指数=(治疗前症状积分－治疗后症状积分)/治疗前症状积分×100%。

①痊愈。疗效指数≥90%。

②显效。疗效指数≥70%。

③进步。疗效指数≥30%。

④无效。疗效指数<30%。

(3)睡眠质量的指标

①临床痊愈。睡眠时间恢复正常或夜间睡眠时间在6小时以上,睡眠深沉,醒后精力充沛。

②显效。睡眠明显好转,睡眠时间增加 3 小时以上,睡眠深度增加。

③有效。症状减轻,睡眠时间较前增加不足 3 小时。

④无效。治疗后失眠无明显改善或反加重者。

29. 失眠一定要用催眠药吗,什么情况下不需要用催眠药

失眠患者需要不需要服用催眠药不能一概而论,要视具体情况而定。认为一旦失眠服用催眠药就可以了,以及担心催眠药有不良反应不论失眠情况如何都不服用催眠药的做法都是错误的。

对于失眠患者而言,首先要分清是原发性的还是继发性的,再决定其治疗方法。失眠患者不一定要用催眠药治疗,对于继发性失眠,应先治疗引起失眠的疾病或以去除诱因为主,如饮咖啡、吸烟,以及情绪变化等引起的失眠,则应先针对原因加以处理或治疗。一般来说,将引起失眠的原因解决后,失眠就会不治而愈。对原发性失眠的治疗,也不一定要用催眠药,首先要鼓励患者调整睡眠习惯,恢复其正常的生物钟节律,再向患者做一些必要的解释,因为睡眠时间因人而异,并不是每个人都需要睡足 8 小时。并且,8 小时也不是衡量睡眠充足与否的重要指标,睡眠时间稍短些对人体并无多大影响。患者了解这些后,根本不需要任何药物治疗便可自愈。较轻的失眠经过病因、心理、躯体松弛治疗即可治愈。催眠药只是在必要时才使用,且是暂时性的,不可长期服用,否则易产生耐受性和依赖性。

30. 临床常用的西药催眠药有哪几类，其作用如何

催眠药又称为镇静催眠药，临床常用的西药催眠药有很多种，归纳起来主要有苯二氮䓬类、巴比妥类和其他类。苯二氮䓬类为应用最广泛的催眠药，既有催眠作用又有镇静作用，且毒性小，安全范围大，成瘾性低，其中主要有氯氮䓬（利眠宁）、地西泮（安定）、氟西泮（氟安定）、硝西泮（硝基安定）、艾司唑仑（舒乐安定）等；巴比妥类为传统推荐的催眠药，主要药物有苯巴比妥（鲁米那）、异戊巴比妥、戊巴比妥等；其他催眠药主要有水合氯醛、格鲁米特、甲喹酮等。

催眠药对中枢神经系统可产生抑制、镇静和催眠作用。镇静与催眠作用之间并无严格的区别，同一种药物因剂量不同，可出现不同的作用。小剂量催眠药产生镇静作用，用以减轻或解除患者的焦虑和不安；大剂量催眠药则产生催眠作用，用以诱导入睡，减少觉醒或延长睡眠的时间，临床上主要用于治疗焦虑不安和失眠。在催眠药中，作用时间较长的为巴比妥类，但用后常有延续效应，次晨可出现头昏、困倦、精神不振、思睡等。因此，服用催眠药的患者不可驾驶车辆和操作机器，以免发生事故。

31. 西药治疗失眠的原则是什么

针对失眠的治疗，首先应是消除导致失眠的各种诱因，如焦虑、抑郁、兴奋过度、睡眠环境差等。其次要采取综合性措施，制定个体化的治疗方案，涉及心理治疗、行为疗法、针灸按摩、饮食调养、运动锻炼，以及中西药治疗等。在应用西

药治疗失眠时,确实有一定的应用原则,现将西药治疗失眠的应用原则简单介绍如下,以供参考。

(1)以入睡困难为临床症状的患者应该选用短效药物,少数患者如果是午睡困难也可以使用。

(2)夜间睡眠易醒和早醒的患者应该使用长效药物治疗。

(3)夜间睡眠浅睡、易醒的患者可以使用中效药物治疗。

(4)如果患者睡眠紊乱伴有焦虑、抑郁,应该使用抗焦虑或抗抑郁药物治疗。

(5)入睡困难,清晨思睡不愿起床,白天又觉得头晕无力者,可于白天服用兴奋药,晚间服用催眠药,以调整其睡眠规律。

(6)如果患者出现精神异常导致睡眠紊乱,应该使用神经阻滞药(抗精神病药物),必要时使用苯二氮䓬类催眠药。

(7)夜间失眠、白天不困者,可于白天服用镇静药,晚间服用催眠药进行治疗。

(8)需要长时间服用催眠药的患者,不宜连续使用同一种药物,而应经常更换,以免产生耐药性与成瘾性。要定期检查肝功能、血常规,以及尿分析等,以便及时发现不良反应。

32. 正确合理使用催眠药应遵循哪六大原则

(1)因病施治:引起失眠的因素有很多,因此应查找病因,有的放矢地进行治疗。单纯失眠通常病情是不严重的,如果采用了催眠药或正规的行为治疗失眠无好转,就应该对此失眠症进行重新地评价。

(2)短期使用:短期用药一般不会产生依赖,长期服药难免产生耐受性和依赖性。故催眠药原则上只宜短时间服用,一旦采用催眠药物,药量必须足以保证有效睡眠时间,若失眠症症状改善即可停用原来的药。一般催眠药物产生依赖常发生于连续用药1个月以上的情况下,对于必须服用催眠药的慢性失眠者,则可采用间隔用药,合理的用法是每周服用2～3晚,既可保证药效不致因耐药性而降低,也可避免不良影响,每周能获得2～3晚的充分睡眠。

(3)交替用药:长时间使用一种催眠药,往往会降低药物功效,有时可能产生药物依赖,根据药物的不同特点,科学合理地交替使用不同品种的药物,可以避免催眠药耐受性及药物依赖性的发生。

(4)审症用药:要根据不同性质的睡眠障碍选用不同的药物治疗,如对入睡困难者选用起效快、半衰期短的药物;睡眠时间短而早醒的则选用起效慢而作用时间长的药物,这样可避免不必要地增大药物剂量。为了避免单个药物用量过大,可采用联合用药方法,即将两种不同化学结构的催眠药物合并使用,以提高效果,并可防止药物耐受性及成瘾情况。

(5)递减停药:睡眠改善后,不可骤然停药,在睡眠改善后一般再用原药维持1～2周,然后逐步递减,此过程可在2～4周完成。在减药的过程中,出现睡眠波动是正常的心理、生理反应,随着时间的推移,正常睡眠生理过程恢复,失眠情况自然会消失。

(6)综合施治:在治疗失眠上应采取综合措施进行施治,各种疗法组合,标本兼治,同时进行必要的运动锻炼来增强身体素质,运用心理疗法提高心理素质等。

33. 什么时间服用治疗失眠的药物合适

"这药饭前还是饭后服?催眠药是不是应该晚间服?什么时间服用治疗失眠的药物合适?"可以说是人们经常要问的问题。临床上,服药的时间和次数是根据药物的半衰期(指血浆中药物浓度下降一半所需要的时间)来决定的,为了维持恒定的有效血药浓度,达到满意的治疗效果,按规定合理安排服药时间是非常必要的。

每日给药的次数是根据 24 小时内药物在人体血液中的浓度变化制定出来的。半衰期在 1～4 小时的快速消除类的药物以静脉滴注为宜;半衰期在 4～8 小时的中等消除类药物给药为每日 3 次,半衰期在 8～12 小时的慢消除类药物每日给药 2 次,半衰期＞24 小时的极慢消除类药物浓度的波动幅度不会像其他药物引起的幅度大,所以每日只给药 1 次。

不少人服药时认为,"1 日"是指白天而言,从而把"每日 3 次"用药的时间定在上午、中午和下午,或是图方便而定在三餐前后,这是不合理的。这里的"1 日"是指一整天,即 24 小时。为了保证治疗效果和降低不良反应,并考虑到人们的作息规律,每日 3 次服药时间最好这样安排:早晨 7 时,下午 3 时,晚间 10 时各 1 次。同样,每日 2 次或每日 4 次,都应以 24 小时平均分配来安排服药时间才合理。

由于病情不同,所用药物不同,药物的吸收和代谢周期不同,所以每种药物的服用时间也不同。一般来说,镇静催眠药都在晚间睡前 30 分钟左右服用。以下时间都可以服用催眠药:上床前 15 分钟感到可能睡不好,而次日还有重要的事情要做;上床后 30 分钟不能入睡;夜间醒后不能再入睡,而且在预定起床时间前 5 小时。对于慢性失眠患者,每周都有 3 次以上不能自己入睡时,可以提前服药。服用催眠药最好要有时间间隔,也就是吃 1 周或 3～4 天就停药 1～2 天,这样既可以把不良反应降到最低限度,又可以使药效保持在可能的高水平。如果感到服药和不服药睡眠差别不大,就应该停药了。

34. 谷维素是一种什么药

谷维素是以环木菠萝醇类为主体的阿魏酸酯的混合物,为临床最常用的非处方抗焦虑药。当人们由于情绪、环境诸因素而失眠时,医生往往会首先向您推荐谷维素进行调治。下面介绍一下谷维素的作用用途、用法用量,以及不良反应等。

(1)主要作用:调整自主神经功能,减少内分泌平衡障碍,改善精神神经失调症状,具有稳定情绪、减轻焦虑及紧张状态的功能,并能改善睡眠。

(2)适应证:可用于周期性精神病、妇女更年期综合征、月经前期紧张症、脑震荡后遗症、血管性头痛、自主神经功能失调及各种神经官能症。

(3)用法:谷维素片剂,每次 10～30 毫克,每日 3 次,口服。

(4)不良反应:偶有轻度胃部不适、口干、恶心、呕吐、头昏、乏力感、皮疹、皮肤瘙痒、乳房肿胀、油脂分泌过多、体重增加,以及脱发等不良反应,但停药后均可消除。

(5)注意事项：当药品性状发生改变时禁止使用，胃及十二指肠溃疡患者慎用。本品作为非处方药，连续服用不得超过1周，如使用1周症状未缓解，请向医师或药师咨询。

35. 服用催眠药应注意哪些问题

催眠药是一类对中枢神经系统产生抑制，起镇静和催眠作用的药物，其镇静与催眠的作用并无严格的差别。同一种药物，因剂量不同可出现不同程度的作用，而人的个体不同，用相同的量也可能产生不同的效果，因而在使用催眠药时有很多需要注意的地方，下面做一简要介绍。

(1)几乎所有的催眠药长期连续使用都可产生耐受性和依赖性，在突然停药时可能会导致更严重的失眠，因此应严格控制其使用，不要见到失眠就先用催眠药，应尽量少用或短期应用。

(2)作用时间较长的镇静催眠药用后常有延续效应，如次晨出现头晕、困倦、精神不振、思睡等。实验表明，患者晚间服用1次此类药物之后，于第二天下午测量患者的反应速度仍明显缓慢，服药的人意识不到这种损害的存在，但对于从事机械工作的人会形成潜在的操作失误的危险，因此服催眠药的患者不可驾驶车辆和操作机器，以免发生事故。

(3)本类药与抗组胺药、镇痛药及酒精等药物合用时，能增强对中枢的抑制作用，特别是与酒精同用时，对中枢神经系统有协同抑制作用，可出现严重的后果，因此服用催眠药的患者切记不可饮酒。

(4)青少年使用催眠药是很不适当的，除非特别需要，一般不用；老年人也应谨慎使用，肝、肾功能减退者也应慎用。

肝功能严重障碍者禁用巴比妥类药。

（5）哺乳期妇女及孕妇应忌用，尤其是妊娠开始3个月及分娩前3个月。

（6）催眠药属于管理药品，必须由医生开具处方，在医生的指导下服用，切不可自作主张，一见失眠就购买催眠药服用，那样很容易引发不良事件。

36. 哪些人应当慎用催眠药

（1）老年人：因为老年人失眠的原因多，睡眠的时间相对青少年要少，多伴有一种或多种躯体疾病，机体功能大都减退，特别是肝、肾等重要器官功能已经明显衰退，如长时间服用催眠药更易产生不良反应，或产生耐药性，所以老年人要慎用催眠药。

（2）未成年人：青少年临近升学考试时，精神过度紧张发生失眠时，常求助于催眠药。其实，服用催眠药有时会适得其反，如出现精力不集中、反应迟钝、记忆力减退等多种不良反应。因为未成年人正处于发育阶段，新陈代谢快，服用催眠药会不自觉地增大药量，容易成瘾和产生耐药，影响身心健康。

（3）性功能不全的人：有的催眠药如地西泮可抑制大脑的边缘系统，从而降低性欲；有的催眠药如氯氮䓬和地西泮可以松弛肌肉而导致阳痿。所以，性功能障碍者应慎用这类药。

（4）贫血或血压偏低的人：催眠药的中枢神经抑制作用和外周肌肉的松弛作用可使血管扩张，血压降低，贫血或血压偏低的人服用催眠药容易引发头晕、心悸并易诱发缺血性脑血管病,所以应慎用催眠药。

(5)体弱者:患慢性消耗性疾病身体较弱者应慎用催眠药,因为衰弱的体质对所有药物包括催眠药的敏感性增加,耐受性降低,容易引起药物过量和不良反应。

(6)运动系统疾病的患者:催眠药抑制神经,松弛肌肉,可加重肌无力,产生疲劳等症状。如进行性肌营养不良、慢性神经根神经炎、糖尿病和尿毒症并发严重的周围神经性病变者,均应慎用催眠药。

(7)轻、中度的肺、肝、肾脏疾病患者:催眠药可使慢性支气管炎、支气管哮喘患者通气不良和二氧化碳潴留加重,而肝、肾功能不全可使药物的代谢和排泄速度减慢,容易使药物在体内蓄积引起不良反应,甚至中毒,所以均应慎用催眠药。

(8)身患多种疾病患者:因为药物间的复杂反应可相互干扰,影响药物疗效。例如,苯巴比妥诱导肝药酶活性增加,可使应用的激素类、某些抗生素、抗凝血和免疫抑制等药物的代谢加速,疗效降低。但是,苯巴比妥可使合用的免疫抑制药(如环磷酰胺),以及解热镇痛药的作用增加。大多数抗精神病和抗组胺药物合用时,可增加中枢神经的抑制作用。

(9)急性或重症患者诊断未明:有的患者烦躁不安,家属担心患者安全,常常要求医生给予对症处理,其实镇静安眠类药可掩盖病情变化,延误诊断和治疗,所以急性或重症患者诊断未明时应慎用催眠药。

需要指出的是:几乎所有的催眠药长期使用都会产生耐药、成瘾性,停药后会产生戒断症状,因此失眠患者应在医生的指导下服用催眠药,切不可自作主张随便服用,以免引发不良事件。

37. 长期服用催眠药的危害有哪些

失眠者一般不要长期服用催眠药,只是在必要时服用,长期服用催眠药对人体有诸多危害。把长期服用催眠药的危害归纳起来,主要有以下几个方面。

(1)依赖性或成瘾性:一旦形成依赖,就离不开催眠药,会把它当成生活中必不可少的东西,如果不用催眠药,就难以入睡或通宵不眠。不仅因为缺药而高度紧张,而且有全身难受的感觉,出现生理、情绪、行为,以及认知能力方面的综合症状。一些医学家临床观察发现,经常服用催眠药的人,他们的服药剂量渐渐增大,明显超过常人,而且到后来,他们服用催眠药已不能达到增进睡眠的目的,反而变得兴奋欣快,步态不稳,口齿不清,有的甚至出现神志恍惚等症状。事实证明,长期服用催眠药的人,很容易发生催眠药依赖性。

(2)记忆力减退:长期服用催眠药可使记忆力和智力减退,这种情况在老年人更加明显。医学家还发现,60岁以上的人常服催眠药,可直接影响大脑平衡和保持头脑清醒的能力,致使他们有随时跌倒和骨折的危险。国外的研究还表明,长期服用催眠药与老年性痴呆的发病有一定关系。

(3)可引发呼吸抑制:某些老年人常伴有肝、肾功能低下,对催眠药特别敏感,有时一般剂量也可以引起过度镇静作用而发生意外。患有呼吸功能不全的人,即使服用小量的催眠药,也有可能引起呼吸衰竭加重,甚至因严重呼吸抑制而死亡。美国加利福尼亚大学医学部的研究指出,65岁以上的老年人中,有1/4的人患有睡眠性呼吸暂停症,他们往往因睡眠差而认为是失眠症,错误地服用催眠药治疗,结果使病情急剧加重。因为催眠药通过它的镇静作用,可以延长呼吸暂停时间,使患者在呼吸暂停发作后,不易苏醒而发生意外,或因睡眠中呼吸暂停时间过度延长而死亡。

(4)睡眠异常:服用催眠药引起的睡眠与正常睡眠不完全相同,睡眠时往往噩梦多,并有定时早醒和白天嗜睡现象,对体力和精神的恢复均不利。

(5)性格情感的改变:一些催眠药成瘾的人,性格也会逐渐发生改变,变得情感冷淡,或脾气暴躁,常为小事发脾气,自私、固执,弄得家庭关系紧张不和。

(6)胃肠功能的紊乱:长期服用催眠药,可导致胃肠功能紊乱,出现恶心、食欲缺乏、腹胀、便秘等。某些催眠药排泄较慢,长期服用,日积月累,可产生蓄积中毒。所以,一定要在医生的指导下服用催眠药,防止药物蓄积中毒。

睡眠不好、失眠的人,不要长期服用催眠药,要纠正不合理的睡眠习惯,从精神和生活方面调养入手,加强心理治疗,讲究睡眠卫生,充分运用中药、针灸、按摩、药膳、运动锻炼等中医治疗调养手段,求得睡眠的改善和失眠康复,避免长期服用催眠药。

38. 老年人如何服用催眠药

老年人用催眠药有其特殊性。老年人作为特殊人群,在治疗失眠的过程中,特别是服用催眠药的过程中,一定要十分注意群体的特殊性。

老年人胃肠对药物的吸收慢,吸收后的代谢过程也慢,容易在身体内积累。以最常用的安定类药物来说,如硝西泮一般的半衰期(指药物在身体内的浓度从最高值下降一半所需的时间)为 24 小时,老年人的半衰期更长,肾脏的排出功能随着年龄增长而减弱。从老年人生理变化的特点来看,服用催眠药后出现作用较迟、维持的时间较长,加上老年人对于药物的敏感性较高,所以用与青年人同样的药量,老年人会出现很大的反应。这一特点在应用其他类药物时同样存在,但在使用治疗精神类药和催眠药时更加突出。所以,药量上就应该用得少些,特别在开始时,一般应相当于青年人用量的 1/3 或 1/2,且不要连续服,因为大多数的催眠药容易成瘾,老年人更是如此。还有老年人记忆力减退,听力差,眼睛花,服什么药,什么时候用药要听得很清楚,最好请家人代为提醒,这样不会吃错药或者多吃药,否则对老年人来说是很危险的。

归纳起来,老年人失眠,首先不要紧张,其次要查明原因,不要滥用催眠药,要在医生的指导下服用。即使用催眠药,也只能临时性地服用,不要每日必服,避免上瘾,同时切记要弄清楚催眠药的用法用量及注意事项,最好在家人的指导、提醒下服用催眠药,以免错服误用。

39. 失眠患者如何消除药物的依赖性

虽然每位失眠患者都不希望对药物有一定的依赖性,但是还有很多失眠患者对药物产生了依赖,因为服用催眠药确实很容易形成依赖性。对于这种情况,一旦产生药物依赖性,意味着必须戒断该药物,而戒断药物,失眠问题又得不到解决,会造成顾此失彼。因此,进行戒断药物的过程中,最好采用其他的非药物治疗失眠的方法,同时制定合理的减少药物的计划。要消除药物的依赖性,减药应遵循以下几项原则。

(1)采取非药物手段治疗失眠的同时开始减药,如果处于极忙碌、紧张的状态,减药计划暂缓,开始减药时,如果需要的话,请告诉家人,取得他们的支持。

(2)一周的时间中,找出一天开始将剂量减半,挑一个轻松、压力小且第二天工作任务少的夜晚(如周末),如此就不需要担心白天的工作表现。

(3)一旦这些剂量减半的夜晚有不错的睡眠之后(这可能立即出现,或是需要几周),更放心减少药量,可以将减少药量的夜晚增加为每周 2 天。

(4)依此方法循序渐进,直到把所有晚间的药量都减为一半为止。显然,最后会碰到必须连续减药两晚的情况,但是那时对减药已经信心大增了。

(5)在将晚间的药量减半之后,再以同样的方法将最后的这一半减掉。先是每周 1 天,一直到完全不吃药为止。如果所用催眠药不止一种,接着再去减第二种。

(6)对于服用大剂量或者长期服用,或是服用多种药物的人,自然需要更多时间来彻底执行这些减药方案。

总之,要消除药物的依赖性,应在配合应用诸如针灸、按摩、饮食调养等非药物疗法的基础上,制定合理的减少药物的计划,采取逐渐减少催眠药用量的方式进行减药,直至停止服药。

40. 中学生滥用安定类药物有哪些害处

有些初中、高中学生,由于学习紧张,有时晚间睡觉失眠,而求助于催眠药。开始时可能有点效果,但时间长了效果会越来越差,同时还会出现诸多不适,甚至引发严重事件。中学生滥用安定类药物有百害而无一利,归纳起来主要有以下几个方面。

(1)可出现困倦、眩晕、乏力、头昏眼花、记忆力减退、嗜睡、便秘等症状,大剂量服用还可出现视物模糊、兴奋不安、共济失调等症状,以及皮疹、剥脱性皮炎和药物热等不良反应。

(2)催眠类药物有时间滞后的抑制作用(即后遗作用),导致白天嗜睡、乏力、记忆力减退和精神萎靡不振等,更为严重的是患有睡眠性呼吸暂停综合征者服用催眠药后可延长呼吸暂停的时间,以致发生猝死。

(3)可出现成瘾性和戒断现象,长期服用催眠药可发生成瘾性,一旦突然停药,就会发生戒断现象,如头昏、头晕、失眠加重、恶心呕吐、狂躁、焦虑不安、震颤,甚至惊厥、抽搐等。一旦催眠药成瘾,不能突然停药,应逐渐减量。

(4)可出现精神依赖性,长期服用催眠药,可造成强烈的心理和精神上的依赖性,不用药就完全睡不好。

(5)导致性格和情感的改变,长期服用安定类药物的失眠者,会发生性格上的改变,变得情感冷淡,脾气暴躁,性情古怪,常常为小事而大发雷霆,人际关系十分紧张。

(6)中学生正处于长身体的阶段,机体的各种功能还没有发育健全,催眠药有诸多的不良反应,滥用安定类药物可影响其正常生长发育,引发诸多的疾病,这是中学生不能滥用安定类药物的一个重要方面。

41. 什么样的床睡得比较舒适

床是睡眠的场所,人如果想得到良好的睡眠,床当然很重要。从木板床、棕床、藤床、弹簧床,再到气垫床、水床,人类的床越来越高级,也越来越舒适,其目的只有一个,就是为了睡得舒服、睡得安稳。

床的高度以略高于就寝者的膝盖为宜,即一般在 40～50 厘米,这种高度便于上下床。床如果过高,使人容易产生紧张而影响睡眠;床如果过低则容易受潮,使人感到不舒适。床铺面积要稍大些,便于翻身,有利于气血流通,舒展筋骨,一般单人床宽 90 厘米,双人床宽 150 厘米,长度一般以 200 厘米为宜,对于少数身高在 185 厘米以上者,床的长度应为身高加上 20～30 厘米,这样才能放下枕头并使两脚展开。床面要有较好的透气性,软硬适中,符合机体各部的生物力学要求,使肌肉不易产生疲劳。床铺过软或过硬均不适宜,过软会造成脊柱周围韧带和关节的负荷增加,肌肉被动紧张,久之则能引起腰背酸痛;床铺过硬会增加肌肉压力,引起骨骼疼痛,而难以安眠,周身酸痛易醒。

床铺的选择常与居住地区的气候、温度、湿度、个人生活习惯、经济条件等密切相关,棕绷床、席梦思床垫、火炕、木板床,以及气垫床、沙床、水床各具特点,人们可根据自己的情况选择应用。棕绷床透气性好、柔软、富有弹性,但随着使用时间的延长,棕绳逐渐松弛,弹性减弱,因此每隔 3～5 年就应重新更换棕绳,以增强弹性。席梦思床垫可根据机体各部位负荷的不同和机体的曲线特点,选用多种规格的弹簧进行合理排列,不仅可起到维持机体生理曲线的作用,还有很好的透气性,用之较为舒适,是现今人们最普遍使用的床铺。火炕是我国北方农村常用的床铺,炕烧热后,不仅可以抗寒冷,而且有热疗效果,对肌肉、关节的痉挛疼痛有放松和缓解作用,可谓舒适温暖、防病。木板床使用也较多,但其透气性稍差。气垫床、水床采用在床垫内通过气体、水的流动而不断调整患者躯体负重点的方法,使之符合生物力学要求,但价格昂贵,一般较少应用。

42. 什么样的被子有益于睡眠

被子是睡眠的必需品,适宜的被子确实有益于睡眠,对调治失眠大有帮助。选择被子一般应注意以下几点。

(1)被里宜选用柔软的面料,如棉布、细麻布等,不宜用腈纶、尼龙、的确良等易起静电的化纤品,亦不宜使用过于粗糙,以及含毛过多的织物。

(2)被子要有较好的保暖性,盖被子的目的在于御寒保暖,被子的内容物以选用棉花、丝绵,以及羽绒为最好,腈纶棉次之。丝绵以新的最好,不宜使用超过3年的。陈旧棉絮既沉且冷,易积湿气,不利于养生,所以尽量不用。被子宜轻不宜重,重则压迫胸、腹、四肢,使气血运行不畅,心中烦闷,易生惊梦,不利于睡眠。

(3)《老老恒言》中说:"被取暖气不漏,故必宽大,使两边可折。"被子宽大则使用舒适,有利于翻身和转侧,对保持良好的睡眠十分必要。

此外,还应注意随季节的变化而选择不同的被子,秋冬季天气寒冷,宜选用较为保暖的被子,春夏季天气较热,则适宜选用夹被及毛巾被等。总之,选用被子应以大小合适、温暖舒适,以及质量相对较轻者为佳。

43. 如何选择合适的枕头

睡觉离不开枕头,枕头是人们日常生活中的重要必需品,使用枕头的目的更多的是为了舒适安逸,有利于进入梦乡。不过,从医学的角度来讲,枕头与人类的健康有着千丝万缕的联系,枕头是人们生理上的一种需求。适宜的枕头有利于全身放松,保护颈部和大脑,促进和改善睡眠。枕头的选择不仅要讲究高低,其硬度、形状、大小等也要符合生理要求。

(1)高低合适:人们常说"高枕无忧",然而从医学的角度来讲高枕并非无忧,枕头过高既不利于睡眠,也不利于健康。如果枕头过高,会使颈部肌肉、韧带长时间处于紧张状态,引起颈肩部麻木酸胀,出现头晕头痛等症状,从而诱发失眠、颈椎病等。因此,失眠患者、颈椎病患者及健康人都不应使用高枕睡眠。既然高枕睡眠不符合生理要求,那么是不是可以选用低枕头,甚至是不枕枕头?其实,任何失之偏颇的方法都是不可取的,如果枕头过低,也会使头颈部处于长期过度后仰状态,不利于脑部静脉血液回流到心脏,易使人头晕脑涨甚至头痛,出现颈部肌肉、韧带劳损等,不仅影响睡眠,也容易诱发多种疾病,因而一味地强调低枕睡眠也是不可取的。通常认为,正常人仰卧位枕高12厘米左右,约与个人拳头等高,侧卧与肩等高较为合适。

(2)长宽适当:枕头太长占用空间较大,给睡眠带来诸多不便;枕头过短又容易在睡眠翻身时"失枕",所以枕头的长短应适当。枕头的长度一般应超过自己肩宽10~16厘米,够头部在睡眠时翻一个身的位置为宜,其枕头长度应在

60～70厘米。同时,枕头不宜过宽,以20～30厘米为宜,过宽容易使头颈部关节、肌肉紧张,不仅使颈、项、肩、背部酸沉疼痛不适,影响睡眠,还会诱发颈椎病、肩周炎等诸多疾病。

(3)软硬适中:枕头的软硬度以适中、稍有弹性为好。枕头太硬头颈部与枕接触的相对压力增大,可引起头部不适;枕头太软则难以维持正常高度,使头颈部得不到一定支撑而疲劳。枕头的弹性也不宜过大,否则头部会因不断受到外部弹力的作用而产生肌肉的疲劳和损伤。通常枕芯多选用荞麦皮、谷皮、稻壳等,其软硬适宜,略有弹性,有可塑性,质地柔软,透气性也好,对睡眠和健康都有好处。为了提高防病治病效果,也可选用一些天然药物作为填充料,具体应用哪一种填充料,可根据当地物产情况和家庭经济条件而定。

44. 什么样的睡眠姿势最恰当

睡眠的姿势不当会影响睡眠,甚至引发失眠。睡眠的姿势当以有利于入睡,睡得自然舒适为准。人的睡眠姿势一般是仰卧位或侧卧位,也有人采取俯卧位。《老老恒言·安寝》中说:"如食后必欲卧,宜右侧以舒脾气。"睡眠时提倡"卧如弓",采取略微弯曲的右侧卧位为好,这样四肢容易放到舒适的位置,使全身肌肉放松,有利于解除疲劳,易于入睡。同时,右侧卧位心脏压力较小,有利于血液循环,可增加肝的供血量,有利于肝脏的代谢;右侧卧位也有利于食物在消化道内转运、吸收。仰卧位时,肌肉不能完全放松,睡熟后舌根易下坠而造成睡眠呼吸暂停,口水容易流入气管而引起呛咳。俯卧位时压迫胸、腹部,影响心肺功能,不利于健康,所以不提倡俯卧位睡觉。

当然,任何事情都是相对的,虽然右侧卧位是最佳卧姿,但也要因人而异,根据不同的情况灵活掌握。例如,孕妇不宜经常右侧卧,因为这样使子宫容易向右旋转,会压迫腹部的下腔静脉,影响血液回流和循环,不利于胎儿的发育和分娩,孕妇的睡姿以左侧卧位较为合理。双侧肺结核的患者,不宜侧卧,而以仰卧为好。胸膜有病的患者一般宜采用"患侧卧位",这样既不妨碍健侧肺部呼吸,又能使患侧得到一定程度的休息,有利于入睡和对疾病的治疗。心脏病心脏代谢功能尚好者可向右侧卧,以减轻对心脏的压迫而减少发病;但若已出现心力衰竭者,可采取半卧位,以减轻呼吸困难,切忌左侧卧或俯卧。

45. 怎样创造良好的居住环境

居住环境是影响人类睡眠的一个重要因素,很难想象在喧闹、肮脏的环境中,人能很快地进入梦乡。居住环境的好坏直接影响人们的情绪、睡眠质量,营造良好的居住环境是改善睡眠质量、预防失眠发生的第一步。为了帮助人们改善睡眠,预防失眠发生,有利于失眠者的康复,必须创造一个相对安静、舒适、整洁、美观、幽雅的居住环境。

睡眠环境的安静与否,可以影响人们的正常睡眠。良好的睡眠环境首先要室内安静,减少噪声,噪声过大可给人带来烦恼和精神紧张,不利于睡眠。卧室的陈设装饰以简洁、实用、整齐为原则,避免拥挤杂乱,应留有一定的空间,以减少压抑、烦闷的感觉。室内墙壁的颜色以用浅淡、调和的颜色为好,给人以舒适、柔和、宁静的感觉。室内光线要柔和,睡觉时切忌明灯高照,因为光线太强容易使人兴奋,难以入睡,如果长期开灯睡觉,身体内抑制新陈代谢的"生物钟"就会被扰乱,不仅会导致疾病的发生,更会影响睡眠。居室应通风良好,保持空气流通、新鲜,这样可使人心情舒畅,解除精神紧张。室内应保持合适的湿度,一般冬季最好≥35%,夏季≤70%。湿度过高时可加强通风以降低湿度,湿度过低时可洒水喷雾,冬季可在室内烧开水让热气蒸发以提高室内湿度。

如果条件允许,应该花些时间去美化环境,要保持周围环境的整洁,庭院和居室可放置盆景或在庭院内种植花草,利用鲜花的颜色、形态及清香来美化环境,净化空气,使人们能愉悦、兴奋,通过人体的感觉,调整和改善机体的各种功能,消除精神紧张,减轻疲劳,有助于改善睡眠和预防失眠。此外,还要注意"人和",家人与四邻要和睦相处,切勿使人际关系紧张,这也是居住环境好坏的一个重要方面,是保持良好心情的重要因素,也是预防失眠的重要一环。

46. 如何保持规律性的生活起居

《黄帝内经》中说:"起居有常,不妄劳作。"任何事物都有其自然规律,人体也有精密的生物钟,睡眠与苏醒,血糖的调节,激素的分泌,食物的消化吸收过程,以及体温、血压、脉搏等的变化,都受生物钟的影响。人的生活规律与生物钟同步才能使人体内环境协调,规律的生活制度有利于大脑皮质把生活当中建立起来的条件反射形成固定的动力定型,有利于神经系统和神经递质的传递,使大脑和体内各器官保持良好的功能和状态。

良好的生活习惯有助于脑神经细胞的兴奋与抑制平衡协调,有节奏地工作,合理的起居对预防和治疗调养失眠非

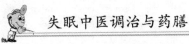

常重要。有的人工作与休息的时间不分,饮食与睡眠的时间不定,他们在晚间或午间休息时继续工作或学习,该进行休闲娱乐活动时又觉得不习惯,或没有兴趣而不参加;有的人通宵达旦地娱乐而妨碍正常的睡眠;也有的人要么不睡觉要么一睡就是一天,甚至更长的时间。如此长期地生活无规律,必然会出现头晕乏力、记忆力减退、工作能力下降,久而久之难免出现失眠。为了改善睡眠和预防失眠,在日常生活中一定要做到生活有规律,科学地安排每一天的生活,养成起居定时,生活、学习、工作有规律的习惯,每日按时睡觉,按时起床,并制定出生活时间表,不要因工作、社交活动、家庭琐事或娱乐破坏正常的作息时间。

早晨起床后最好到室外活动,多呼吸新鲜空气。工作与休息要交替进行,做到劳逸结合,应避免过于劳累,避免久坐、久立、久行和久卧,体力劳动后应注意充分休息,脑力劳动后应注意精神放松。"胃不和则卧不安",饮食不当也影响正常睡眠,要做到饮食有节制。"早饭吃好,午饭吃饱,晚饭吃少",避免过饥过饱,晚饭忌过饱,以免影响睡眠。要限制食盐的摄入量,多吃水果、蔬菜,多喝牛奶,少吃肥腻之品。晚间不宜看惊险小说、电视及竞争激烈的体育比赛转播。晚睡前切勿饮浓茶、咖啡或刺激性饮料,可到室外活动10~20分钟,放松一下,用温水泡脚,做几节保健按摩操,以利正常睡眠。

47. 如何提高睡眠质量

失眠的时候不要给自己压力,因为压力会让人更睡不着。失眠是现代人生活中最易发生的一种症状,如何提高睡眠质量是人们普遍关心的问题。医学家为提高睡眠质量提出了一些好的建议,了解这些建议对提高睡眠质量大有好处,下面逐一进行简要介绍。

(1)周末不要睡得太晚:坚持有规律的作息时间,周末不要睡得太晚,如果周六睡得晚周日起得晚,那么周日晚间可能就会失眠。

(2)睡前不要猛吃猛喝:在睡觉前大约2小时可吃少量的晚餐,不要喝太多的水,因为晚间不断上厕所会影响睡眠质量。晚间不要吃辛辣的、富含油脂的食物,因为这些食物也会影响睡眠。

(3)睡前远离咖啡和尼古丁:建议睡觉前8小时不要喝咖啡,晚间不要吸烟。

(4)选择合理的锻炼时间:下午锻炼是帮助睡眠的最佳时间,有规律的身体锻炼能提高夜间睡眠的质量。

(5)保持室内适宜的温度:室温过低或过高都不利于睡眠,要保持室内适宜的温度,通常室温宜在16℃~24℃,夏季可提高到21℃~28℃。<10℃或>30℃,人们都有难以耐受的不良反应,影响睡眠。

(6)大睡要放在晚间:白天打盹可能会导致夜晚睡眠时间被"剥夺",白天的睡眠时间应严格控制在1小时以内,且不能在下午3时以后还睡觉,否则可影响晚间的睡眠。

(7)保持居室安静:晚间睡觉时要保持居室安静,关掉电视机、收音机和电脑等,因为居室安静对提高睡眠质量是非常重要和有益的。

(8)选择舒适的床:床舒适与否对睡眠影响较大,一张宽敞舒适的床可提供一个良好的睡眠空间。

(9)居室光线要柔和:居室柔和的光线是正常睡眠的前

提和基础,试问没有关灯就睡觉,强光刺激着能睡好吗?

(10)睡前要洗澡:睡觉前洗一个热水澡有助于放松肌肉,解除疲劳,可以睡得更好。

(11)不要依赖催眠药:最好不要依靠催眠药助眠,在服用催眠药之前一定要咨询医生,建议服用催眠药的时间不要超过4周。

(12)注意足部保暖:有研究表明,双脚凉的人的睡眠质量通常比双脚舒适温暖的人要差。

(13)卧室里尽量不摆放花卉:卧室里尽量不要摆放花卉,因为花卉能引起过敏反应,对睡眠不利。若想摆放花卉的话,可摆放郁金香,因为郁金香通常不会引发过敏反应。

(14)选择合适的枕头:合适的枕头对睡眠大有帮助,枕头的高度的选择,一般认为正常人仰卧位枕高12厘米左右,约与个人拳头等高,侧卧与肩等高较为合适,过高过低不仅易引发颈椎病,还影响正常睡眠。合适的枕头应是让人在躺下时颈椎的曲线呈 S 形,脸部的倾斜度约为 5°。

(15)选择适当的睡衣:睡衣以纯棉为佳,且应宽松舒适,睡衣过于瘦小,把身体束得紧紧地,试问怎么能睡得安稳呢?

(16)保持心境平稳:只有保持心境平稳,清心寡欲,才能从根本上保证睡的甜美,心事重重,忧郁寡欢,急躁恼怒,尤其坐卧不安,是不可能睡好的。

48. 怎样预防用脑过度引起的失眠

用脑过度极易引发失眠,科学合理地用脑,不仅能提高学习和工作效率,更能防止出现失眠等。预防用脑过度引起的失眠,做到合理用脑,应注意以下几点。

（1）掌握自身"生物钟"变化规律：有的人早晨特别有精神，有的人在晚间能集中精力，应选择精力充沛、精神集中的最佳时刻，全力用脑，做到暂时"与世隔绝"，尽可能使学习工作环境宁静，以免受噪声干扰，脑中产生多个兴奋灶相互竞争、排挤，影响效率。

（2）动静结合，保持大脑活动节律：静坐过久，会使大脑血液和氧气供应不足，而运动可以加快血液循环，提高用脑效率，所以学习工作与运动锻炼密切配合，做到动静结合是科学用脑的基本点。另外，受生理条件所限，用脑要做到有张有弛，有劳有逸，忌打疲劳仗。

（3）保持情绪稳定，戒除烟酒：情绪不稳定影响大脑的思维，大脑的工作效率大大降低，保持情绪稳定对防止用脑过度和失眠大有好处。饮酒后酒精能抑制大脑的高级功能活动，烟叶中的一氧化碳和血液中的血红蛋白结合影响血液的携氧能力，用脑时吸烟饮酒有百害而无一利，应注意克服。

（4）饱饭后或饥饿过度时宜少用脑：饱饭后机体的精力主要在于消化食物，饥饿过度时机体能量不足，在饱饭后或饥饿过度时脑部供血常常不足，大脑的工作效率低下，所以饱饭后或饥饿过度时宜少用脑，不宜研究新的问题，以免用脑过度给身体带来不适，影响睡眠。

（5）忌用减少睡眠来增加学习时间：脑力劳动者为了解决某一个问题，高考前夕的考生们为了再提高学习成绩，常常用减少睡眠的方法来增加学习工作时间，其实这是科学用脑的大忌，往往事与愿违，还容易引发失眠。良好的睡眠是消除脑细胞疲劳，增强智力的重要手段，生理学实验证明睡眠时脑细胞能对白天学习的各种知识加以储存、整理和记忆,对智力进行修复,促使脑细胞能量的恢复,如果睡眠不足,大脑昏昏沉沉,脑细胞仍处在混乱无序的状态,智力得不到恢复,就会影响脑细胞的思维和记忆力,也不利于正常睡眠。

(6)注意合理补充营养:过度用脑不仅使脑细胞能量消耗增加,还会出现脑细胞血液及氧气供应不足的现象,致使脑细胞出现疲劳而学习和工作效率降低,过度用脑比平时消耗的营养明显增多,所以脑力劳动者尤其是过度用脑者,要注意充分合理地补充营养,以保证机体的营养平衡,防止营养不足造成的工作效率下降和引起失眠。

49. 如何预防"一过性失眠"

"一过性失眠"又称临时性失眠,是一种持续一段时间后可自行缓解的睡眠障碍,多半是由于心理上或精神上的因素引起的,一旦消除了这些因素,通常就可恢复至平日的睡眠状态。

(1)要正确认识和对待所遇到的种种问题,尽量摆脱不必要的烦恼等消极情绪,保持良好的心情,做到知足者常乐。否则,紧张焦虑,忧心忡忡,难免不失眠或加重失眠。正像美国心理学家博内特所说:"任何人如果不首先放松他的思想,他就不能安然入眠,放松是每一个人都必须学习的一种艺术。"

(2)要积极找出引起"一过性失眠"的原因。一般来说,自己就能找到,如白天睡得太多了,或活动太少了,或生活的规律改变了,或思想上有了解不开的疙瘩,或思考问题太多等。当然,有时要请医生帮助分析,寻找失眠的原因。找到了原因,对症下药,失眠的问题就可迎刃而解了。例如,白天睡得太多造成晚间睡不着者,改成白天少睡或不睡,这样失眠的原因去掉了,"一过性失眠"自然就能纠正。

（3）要积极改善睡眠条件，消除影响睡眠的不利因素。在预防失眠的过程中，养成良好的睡眠习惯，针对失眠采取一些积极主动的措施是十分必要的。例如，创造良好的居住环境、选择适宜就寝用具、保持规律化的生活起居、改变不良的睡眠习惯等，对纠正"一过性失眠"都大有帮助。

（4）自我按摩、饮食调养、运动锻炼等自我调养方法也是预防和纠正"一过性失眠"的好办法，可根据具体情况选择应用。

50. 睡眠的认识误区有哪些

无论对睡眠或失眠，人们常有一些误解，这对健康睡眠很不利。要有一个良好的睡眠，必须走出睡眠认识的误区，下面是常见的几种，生活中应注意纠正。

（1）打呼噜说明睡得香甜：有些人天天晚间打呼噜，吵得家人心烦，难以入睡。有的人认为，呼噜打得响妨碍他人睡眠，而自个儿能睡得香甜，然而打呼噜者却说晚间也没睡好，以致白天没精神，其实打呼噜并不说明睡得香甜。偶尔打呼噜，鼾声均匀，对人体没有明显不良影响，但若打呼噜过多，就是一种病态了。如果在 7 小时的睡眠中因打呼噜引起的呼吸暂停超过 30 次，每次暂停时间超过 10 秒钟，就属于典型的睡眠呼吸暂停综合征，严重影响睡眠质量，并易诱发糖尿病、脑血管病、肾病、癫痫、阳痿、心律失常等，其中有 1/3 的高血压、1/5 的心脏病是由它引起的。在现实生活中，大约 50％的人睡觉打呼噜，轻者不会影响睡眠和健康，但有的人打呼噜是患了阻塞性睡眠呼吸暂停综合征。患有这种病的人由于打呼噜而影响换气，常在半夜时分被憋醒，使睡眠质量下降，所以本人感到没睡好，如此长期下去，会导致机体缺氧和二氧化碳潴留,引起心、脑、肺等脏器功能的损害。若是每日晚间打呼噜非常大,影响睡眠,白天昏昏沉沉,并有胸闷胸痛等不适感觉时,应及时去看医生,进行检查,以早确诊、早治疗。

(2)睡觉时意识完全丧失:有些人认为,在睡觉时人的意识就完全丧失了,其实不然,睡觉时人的意识并没有完全丧失。因为在醒来以后可诉说梦境,而且有的人在做梦时还会提醒自己:"这是否是在做梦?"所以,睡眠时人的意识不是完全丧失的,也并不是完全处在休息静止状态。有时人在睡觉时会起来走路,有的人出现梦游,这就清楚地说明人在睡觉中,他的意识并没有完全消失。睡觉之中也不是完全没有感觉或者所有的感觉变得迟钝了。例如,一个正在熟睡的母亲,身边的婴儿只要稍微动一下或哭一声,她就可以马上醒来。所以,并不是人们所想象的那样,睡觉时人的意识和感觉就完全丧失了。

(3)老年人睡得少很正常:由于老年人睡眠功能随着年龄的增长而逐渐退化,夜间较难入睡或易早醒,所以常常会给人造成"觉少"的错觉,很多人认为老年人睡得少很正常,其实这种观点是错误的。老年人和年轻人一样需要充足的睡眠,近年来许多调查研究表明,健康长寿的老人均有一个正常而良好的睡眠,保证充足有效的睡眠是健康长寿的一个重要因素。俗话说"青年靠吃,老人靠睡";"吃人参不如睡五更"。有人甚至把老年人的睡眠比作"生理充电",看来老年人睡眠不可少是有道理的。睡眠需要量在成年人阶段变化不大,老年人夜间醒来次数较多从而睡眠时间减少,但他们的生理需要量与年轻时相比并未减少,只不过他们夜间睡得少白天就相应睡得多而已。虽然睡眠困难现象在老年人中十分常见，但年龄并非主要原因，老年人要调整好自己的心态，讲究睡眠卫生，找到睡得少的客观原因，采取积极措施对症治疗。

（4）睡得越多越有益健康：既然说保证充足有效的睡眠是健康长寿的一个重要因素，于是有人就认为"睡得越多越有益健康"，其实这种说法也是错误的。睡眠太少不好，太多也不正常，一个正常人需要睡眠的时间一般在 7～9 小时，睡眠＜5 小时可称为睡眠不足，但经常睡眠时间过长，对身体不一定有益，反而有害。有资料表明，每日睡眠＞10 小时的人比睡眠 7 小时的人心脏病突发率高出 1 倍，脑卒中更多，可高达 3.5 倍。当然，睡眠的好坏也不仅仅表现在睡眠时间的多少，在保证基本的睡眠时间的前提下，更重要的是保证有良好的睡眠质量，这就是健康的睡眠。

（5）治疗失眠必用催眠药：失眠使人无精打采、乏力、精神沮丧及在工作时易出差错或发生事故，使人丧失工作能力，失去生活信心，个别慢性失眠的人甚至会出现自杀倾向。有一部分失眠患者一遇到失眠就服镇静药，认为服药是解除失眠的最好办法，治疗失眠必用催眠药，其实这种观点是错误的。失眠用催眠药，犹如发热用退热药一样，只是一种治标不治本的方法。要根本解除失眠，首先要寻找原因，排除干扰，创造良好的睡眠环境；其次要调节情绪，培养良好的生活习惯，积极参加文娱活动和体育锻炼，结合按摩、药膳、敷贴、沐浴等手段进行调理，大多数失眠是能够得到纠正的。当然，有必要的话也可在医生的指导下服用催眠药物进行治疗，不过要注意催眠药的不良反应及危害性。

二、失眠中医调治

1. 中医是怎样认识失眠的

失眠属中医学"不寐""不得卧""目不瞑"等的范畴。中医学认为,失眠的发生是机体脏腑功能紊乱,气血阴阳失调的表现,多由于暴怒、思虑、忧郁、劳倦、饱食、体质、环境,以及久病等因素影响了心神,使心神失养或者心神被扰而引起。中医治疗失眠是以整体观念和辨证论治为指导,通过调整脏腑功能,恢复机体阴阳平衡,而达到改善睡眠的目的。

(1)病因病机:引发失眠的病因是多种多样的,其发病机制也较为复杂,但归根结底都是使脏腑功能失调,心神失养或者心神被扰而发病。

①情志所伤。情志所伤在失眠的发病中占有重要地位,喜、怒、忧、思、悲、恐、惊七情均可导致失眠,其中喜、悲、怒、思所致之失眠在临床中较为常见。凡事都有度,过度就会适得其反,过喜耗气,心气不足也可影响心神而带来精神问题,出现失眠;过度悲伤,肺气不足,不能将气血输送到心,心神失养,也可引起失眠。"百病皆生于气",暴怒伤肝,气郁化火,扰动心神,使魂不能藏,从而发生失眠。长期事不遂心,思虑过度,伤及脾之运化功能,以致气血化源不足,气血亏虚,不能濡养心神,心神失养,神不守舍,出现失眠。

②劳逸失常。劳则气耗,劳力过度气衰神疲消瘦,阴血暗耗,心神失养,神不守舍则失眠;劳神过度伤及心脾,脾不

健运,心之气阴耗伤,久之心脾两虚,气血亏虚,心失所养,则心神不安,夜不能寐。房劳过度伤及肾精,阳不交阴,心肾不交,水火失济,热扰心神,心神不宁,则现失眠。

③体质因素。中医特别重视体质因素对疾病的影响。心气素虚者,遇事易惊、善恐,心神不安,终日惕惕,酿成失眠。正如《类证治裁·不寐》中所说:"惊恐伤神,心虚不安。"若胆气素虚,决断失司,不能果断处事,忧虑重重,心神不宁,亦可导致失眠。张志聪之《素问集注·六节藏象论》中注释:"若胆气虚者,十一脏皆易受其影响,尤以心为甚,心神不安,则生不寐。"所以,心虚胆怯引起的失眠症状,主要是虚烦不眠。素体肾阴不足,阴虚火旺者,也会扰动心神导致失眠;素体正气亏虚,心脾不足者,也会影响心神而易出现失眠。

④胃气不和。"胃不和则卧不安",饮食不当,饥饱失常,或过食辛辣等,都会损伤胃气,胃肠受伤,宿食停滞,酿为痰热,壅遏于中,痰热上扰,或肠中有燥屎,均能导致胃气不和,升降失常,以致不得安寐。

⑤环境因素。居住环境繁乱嘈杂,噪声过大,或有强光、异味等的刺激,或室温过高、过低,均可致使心神被扰,神不守舍而失眠。

失眠的病位主在心,因心主神明,神安则寐,神不安则不寐,但与脾(胃)、肝(胆)、肾诸脏器亦密切相关。气血来源,由水谷之精微所化,上奉于心,则心得所养;收藏于肝,则肝体柔和;统摄于脾,则生化不息;调节有度,化而为精,内藏于肾,肾精上承于心,心气下交于肾,则神志安宁。阳气入阴而寐,阳气出阴则醒,失眠总的病理变化是由各种原因导致阳盛阴衰,阴阳失调,心神扰动。若暴怒、思虑、忧郁、劳倦诸因素伤及诸脏器,精血内耗,彼此相互影响,每多形成顽固性失眠,所以失眠之证虚者尤多。

(2)治疗原则:失眠的治疗应以补虚泻实、调整阴阳为基本原则。在此基础上,依辨证结果之不同,选用与之相适应的治疗方法。在具体用药时应注意适当施以安神镇静,并重视精神治疗的作用。

①注意调整脏腑气血阴阳。脏腑功能紊乱,气血阴阳失调是引发失眠的总的病理机制,所以调整脏腑气血阴阳是治疗失眠的总原则。对于失眠的治疗,应着重调治所病脏腑及气血阴阳,可运用补益心脾、滋阴降火、交通心肾、疏肝养血、益气镇惊、化痰清热、和胃化滞等方法,"补其不足,泻其有余,调其虚实",使气血调和,阴阳平衡,脏腑的功能得以恢复正常。

②强调在辨证论治的基础上施以安神镇静。失眠的关键在于心神不安,其治疗应强调安神镇静,但必须在辨证论治、平衡脏腑阴阳气血的基础上进行,离开这一原则,即影响疗效。安神的方法有养血安神、清心安神、育阴安神、益气安神、镇肝安神、熄风安神及安神定志等,可随证加减以提高疗效。

③注重精神治疗的作用。情志失调在失眠的发病中占有重要地位,消除顾虑及紧张情绪,保持心情舒畅,在失眠的治疗中占有重要作用。特别是因情志因素引发的失眠,注重精神情志的调节显得尤为重要。

2. 中医讲"胃不和则卧不安"是什么意思

"胃不和则卧不安"之说源于《素问·逆调论》,在《素问·厥论》中更有"腹满䐜胀，后不解，不欲食，食则呕，不得卧"的论述。以上两者的论述讲的道理是一样的，就是指饮食不当，致使脾胃功能失调，可以影响到睡眠。

中医五行生克理论认为，脾为心之子，又脾胃相表里，统主水谷运化，脾胃功能失调，宿食停滞，或胃肠积热，胃失和降，子病及母，影响心神，造成心神不宁，则出现失眠。现代医学也证实，人在吃饭后，消化功能增强，副交感神经兴奋性增高，相应交感神经活动水平降低，人就可以入睡。如过饱或者过饥时，从胃肠道发出的冲动兴奋了脑干的网状结构，进而兴奋大脑皮质，就难以入睡。

大量临床实践证实，凡以失眠为主的神经衰弱患者，在其发病过程中多兼有纳差、脘腹胀满、胸闷嗳气、呕吐吞酸、大便失调等胃气不和的症状。根据这一特点，从调理脾胃功能入手，以"调和胃气"之法治之，屡获佳效。中医常用中成药保和丸，取其消食导滞之功效治疗失眠，其根据也是上述原理。

"胃不和则卧不安"是中医论治失眠的一大特色，对于伴有胃脘部不适的失眠患者，要切记注意调理脾胃功能，以使脾胃调和，常可达到不用助眠之剂而失眠自愈的效果。

3. 治疗失眠常用的单味中药有哪些

我国有着丰富的中药资源，中药的品种繁多，本草书籍所载的达数千种，临床常用的单味中药也有数百种之多。不过，并不是所有的中药都适宜于治疗失眠，下面介绍一下治疗失眠常用的单味中药，以供参考。

（1）酸枣仁

性味归经：味甘、酸，性平。归肝、胆、心经。

功效应用：养心益肝，安神，敛汗。适用于心肝血虚、心失所养而致的虚烦不眠，多梦易醒，心悸怔忡，以及体虚多汗、津少口渴等。

用法用量：水煎服，10～20克；研末吞服，每次 1.5～3 克。

（2）枸杞子

性味归经：味甘，性平。归肝、肾经。

功效应用：滋阴补肾，养血补肝，益精明目。适用于肝肾虚损、精血不足所致的头晕耳鸣，腰膝酸软，心悸失眠，遗精健忘，以及视力减退、内障目昏、消渴等。

用法用量：水煎服，10～15克。

（3）灵芝

性味归经：味甘，性平。归心、肝经。

功效应用：益气养血，养心安神，健脾益胃，滋补强壮。适用于虚劳，咳嗽，气喘，消化不良，心烦失眠，心悸健忘等。

用法用量：水煎服，1.5～6克。

（4）丹参

性味归经：味苦，性微寒。归心、肝经。

功效应用：活血祛瘀，养血安神，调经止痛，凉血消痈。适用于月经不调、痛经、产后瘀滞腹痛，血瘀之心痛、脘腹疼痛、癥瘕积聚、风湿痹痛，心血不足之心烦失眠，以及肝郁胁痛、恶疮肿毒等。

用法用量：水煎服，5～15克。

注意事项：反藜芦。

（5）首乌藤

性味归经：味甘，性平。归心、肝经。

功效应用：养心安神，祛风通络。适用于虚烦不眠，多梦，以及血虚身痛、风湿痹痛等。

用法用量：水煎服，15～30克。

（6）五味子

性味归经：味酸、甘，性温。归肺、心、肾经。

功效应用：敛肺滋肾，生津敛汗，涩精止泻，宁心安神。适用于久咳虚喘，津伤口渴，消渴，久泻不止，自汗盗汗，遗精滑精，以及心悸失眠、多梦等。

用法用量：水煎服，3～6克；研末服，1.5～3克。

注意事项：凡表邪未解，内有实热，咳嗽初起，麻疹初期，均不宜用。

（7）柏子仁

性味归经：味甘，性平。归心、肾、大经肠。

功效应用：养心安神，润肠通便。适用于心悸失眠，惊悸健忘，阴虚盗汗，肠燥便秘等。

用法用量：水煎服，10～20克。

注意事项：便溏及多痰者慎用。

（8）合欢皮

性味归经：味甘，性平。归心、肝经。

功效应用：安神解郁，活血消肿。适用于愤怒忧郁，烦躁失眠，以及跌打损伤、血瘀肿痛、痈肿疮毒等。

用法用量：水煎服，10～30克。

（9）紫石英

性味归经：味甘，性温。归心、肝经。

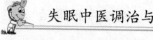

功效应用:镇心定惊,温肺下气,益血暖宫。适用于心悸心烦失眠,惊痫抽搐,肺寒咳喘,以及妇女子宫虚冷之不孕等。

用法用量:水煎服,10～15克,宜打碎先煎。

注意事项:阴虚火旺者不宜服。

(10)珍珠母

性味归经:味咸,性寒。归心、肝经。

功效应用:平肝潜阳,清肝明目,镇心安神。适用于肝阳上亢之头晕目眩,头痛耳鸣,烦躁易怒,目赤肿痛,惊悸失眠,心神不宁等。

用法用量:水煎服,15～30克,宜打碎先煎。

(11)百合

性味归经:味甘,性寒。归肺、心经。

功效应用:养阴润肺止咳,清心安神。适用于肺阴亏虚所致的燥热咳嗽,久咳不止,痰中带血,以及虚火内扰所致的虚烦惊悸、失眠多梦、精神不安等。

用法用量:水煎服,10～30克。清心宜生用,润肺蜜炙用。

(12)茯苓

性味归经:味甘、淡,性平。归心、脾、肾经。

功效应用:利水渗湿,健脾安神。适用于各种水肿,脾虚所致的食少纳呆、腹胀乏力、脾虚湿泻,以及心悸、失眠等。

用法用量:水煎服,10～15克。

(13)麦冬

性味归经:味甘、微苦,性微寒。归心、肺、胃经。

功效应用:养阴润肺,益胃生津,清心除烦。适用于肺阴不足而有燥热的干咳痰黏、劳热咳嗽,胃阴虚或热伤胃阴的口渴咽干、大便秘结,心阴虚或火热扰心的心烦失眠、心悸健忘,以及血热吐衄、消渴等。

用法用量:水煎服,10～15克。

(14)半夏

性味归经:味辛,性温,有毒。归脾、胃、肺经。

功效应用:燥湿化痰,降逆止呕,消痞散结。适用于湿痰冷饮,呕吐反胃,咳喘痰多,胸膈胀满,痰厥头痛,头晕失眠等。

用法用量:水煎服,3～10克。宜制用,制半夏有姜半夏、法半夏等,姜半夏长于降逆止呕,法半夏长于燥湿且温性较弱。

注意事项:反乌头。其性温,一般阴虚燥咳、血证、热痰、燥痰者应慎用。

(15)钩藤

性味归经:味甘,性微寒。归肝、心经。

功效应用:熄风止痉,清热平肝。适用于肝阳上亢、肝热动风之头痛头晕,壮热神昏,惊痫抽搐,心烦失眠等。

用法用量:水煎服,10～15克。其有效成分钩藤碱加热后易破坏,故不宜久煎。

(16)熟地黄

性味归经:味甘,性微温。归肝、肾经。

功效应用:补血滋阴,益精填髓。适用于血虚所致的面色萎黄、神疲乏力、眩晕失眠、心悸怔忡、月经不调、崩漏,肾阴不足之潮热骨蒸、盗汗、遗精、消渴,以及肝肾精血亏虚引起的腰膝酸软、耳鸣、须发早白等。

用法用量:水煎服,10～30克。

(17)栀子

性味归经:味苦,性寒。归心、肝、肺、胃、三焦经。

功效应用:泻火除烦,清热利湿,凉血解毒,消肿止痛。适用于温热病邪热客心之心烦郁闷、躁扰不宁、失眠,火毒炽盛之高热烦躁、神昏谵语,以及黄疸、淋病、消渴、目赤肿痛、呕血衄血、尿血、热毒疮疡等。

用法用量:水煎服,3～10克。

注意事项:本品苦寒伤胃,脾虚便溏者不宜用。

(18)山药

性味归经:味甘,性平。归脾、肺、肾经。

功效应用:益气养阴,补脾肺肾,固精止带。适用于脾胃虚弱之食少便溏、体倦乏力,肺肾虚损之咳喘,肾虚不固之遗精、尿频,妇女带下量多,阴虚内热之口渴多饮、消渴,以及失眠健忘、心悸怔忡等。

用法用量:水煎服,10～30克,大剂量可用至60～250克。研末吞服,每次6～10克。补阴生津宜生用,健脾止泻宜炒用。

(19)芡实

性味归经:味甘涩,性平。归脾、肾经。

功效应用:益肾固精,健脾止泻,除湿止带。适用于肾虚不固之遗精、滑精,脾虚湿盛之泄泻,妇女湿热、脾肾虚弱之带下,以及心悸失眠等。

用法用量:水煎服,10～15克。

(20)磁石

性味归经:味咸,性寒。归心、肝、肾经。

功效应用:镇惊安神,平肝潜阳,聪耳明目,纳气定喘。适用于肾虚肝旺、惊恐气乱之心神不宁,惊悸失眠,癫痫,肝阳上亢之眩晕、耳鸣,肝肾亏虚之耳聋、视物昏花,以及肾虚喘促等。

用法用量:水煎服,15~30克,宜打碎先煎。入丸散,每次1~3克。

(21)朱砂

性味归经:味甘,性寒,有毒。归心经。

功效应用:镇心安神,清热解毒。适用于心火亢盛之心神不宁,心悸失眠,惊风癫痫,以及疮疡肿毒、咽喉肿痛、口舌生疮等。

用法用量:入丸散或研末冲服,每次0.3~1克。

注意事项:本品有毒,内服不可过量或持续服用,以防汞中毒;忌火煅,火煅则析出水银,有剧毒。

(22)琥珀

性味归经:味甘,性平。归心、肝、膀胱经。

功效应用:镇惊安神,活血散瘀,利尿通淋。适用于心神所伤、魂不守舍之心神不宁、惊悸失眠、健忘多梦、高热神昏、抽搐、癫痫发作,血瘀所致的经闭痛经、心腹刺痛、癥瘕积聚、血瘀肿痛,以及淋证、癃闭等。

用法用量:研末冲服,每次1.5~3克。不入煎剂。

(23)龙骨

性味归经:味甘、涩,性平。归心、肝、肾经。

功效应用:镇惊安神,平肝潜阳,收敛固涩。适用于心神不宁,心悸失眠,健忘多梦,惊痫抽搐,癫狂发作,以及遗精、滑精、遗尿、尿频、崩漏、自汗盗汗等多种正虚滑脱之证,还有肝阳上亢之眩晕、头痛等。

用法用量:水煎服,15～30克,宜打碎先煎。

(24)远志

性味归经:味苦、辛,性微温。归心、肾、肺经。

功效应用:宁心安神,祛痰开窍,消散痈肿。适用于心肾不交之心神不宁、惊悸怔忡、失眠健忘,痰阻心窍之癫痫发狂,以及咳嗽痰多、痈疽疮毒、乳房肿痛等。

用法用量:水煎服,5～10克。

注意事项:有胃炎及胃溃疡者慎用。

4. 治疗失眠著名的方剂有哪些

治疗失眠的方剂有很多,这当中最著名的当数酸枣仁汤、丹栀逍遥散、归脾丸、桂枝甘草龙骨牡蛎汤、天王补心丹、柏子养心丸、黄连阿胶汤、甘麦大枣汤、交泰丸,以及养心汤,现将其组成、用法、功效、主治、方解介绍如下。

(1)酸枣仁汤(《金匮要略》)

组成:酸枣仁18克,茯苓、知母各10克,川芎5克,甘草3克。

用法:每日1剂,水煎服。

功效:养血安神,清热除烦。

主治:虚劳虚烦不得眠,心悸盗汗,头目眩晕,咽干口燥,脉弦细。

方解:方中重用、先煎酸枣仁,是以养肝血,安心神为主药;佐以川芎调养肝血;茯苓宁心安神;知母补不足之阴,清内炎之火,具有滋清兼备之功;甘草清热和药。诸药配伍,共收养血安神,清热除烦之效。

（2）丹栀逍遥散（《内科摘要》）

组成：当归、白芍、茯苓、白术、柴胡、牡丹皮、栀子各 9 克，炙甘草 6 克。

用法：每日 1 剂，水煎服。

功效：疏肝健脾，养血清热。

主治：肝脾血虚，化火生热，或烦躁易怒，或自汗盗汗，或头痛目涩，或颊赤口干，或心烦失眠，或月经不调，舌红苔薄黄，脉弦数。

方解：方中当归、白芍、柴胡、茯苓、白术、炙甘草取逍遥散之意，疏肝解郁，健脾养血；牡丹皮泻血中伏火，栀子泻三焦郁火，导热下行，兼利水道，二药皆入营血。诸药合用，共奏疏肝健脾，养血清热之功效。

（3）归脾汤（《济生方》）

组成：白术、茯苓、黄芪、桂圆肉、酸枣仁各 30 克，人参、木香各 15 克，炙甘草 8 克，当归、远志各 3 克。

用法：加生姜 6 克，大枣 3～5 枚，每日 1 剂，水煎服；亦可做蜜丸，每丸重约 15 克，每次 1 丸，每日 3 次，空腹时温开水送服。

功效：益气补血，健脾养心。

主治：心脾两虚，思虑过度，劳伤心脾，气血不足，心悸怔忡，健忘失眠，盗汗虚热，食少体倦，面色萎黄，舌质淡，苔薄白，脉细缓；也用于脾不统血之便血，妇女崩漏，月经超前，量多色淡，或淋漓不止等。

方解：方中人参、黄芪、白术、炙甘草、生姜、大枣甘温补脾益气；当归甘辛温养肝血而生心血；茯苓、酸枣仁、桂圆肉甘平养心安神、远志交通心肾而定志宁心；木香理气醒脾，以防益气补血药滋腻滞气,有碍脾胃运化功能。全方养心与益脾并进,益气与养血相融,能益脾气,扶脾阳,养肝血,故便血、崩漏、失眠、心悸诸症状可愈。

(4)桂枝甘草龙骨牡蛎汤(《伤寒论》)

组成:桂枝、炙甘草各9克,龙骨、牡蛎各30克。

用法:每日1剂,水煎服。

功效:温通心阳,镇惊安神,止汗。

主治:心阳内伤,冲气上逆,烦躁不安,心悸怔忡,失眠,汗出肢冷,舌质淡,脉弱或结代。

方解:方中桂枝、炙甘草温通心阳,龙骨、牡蛎重以镇怯,涩以敛汗。四药相配,成为复阳安神,培本固脱之剂。

(5)天王补心丹(《摄生秘剖》)

组成:生地黄120克,五味子、人参、玄参、丹参、白茯苓、远志、桔梗、朱砂各15克,当归、天冬、麦冬、柏子仁、酸枣仁各60克。

用法:上药为末,炼蜜为丸如梧桐子大,朱砂为衣,每次9克,空腹温开水或桂圆肉煎汤送服。

功效:滋阴养血,补心安神。

主治:阴虚血少,心烦失眠,心悸神疲,健忘梦遗,口舌生疮,大便干燥,舌红少苔,脉细而数。

方解:方中重用生地黄,一滋肾水以补阴,水盛则能制火,一入血分以养血,血不燥则津自润,是为主药;玄参、天冬、麦冬甘寒滋润以清虚火,丹参、当归有补血养血之功,以上皆为滋阴养血而设;人参、茯苓益气宁心,柏子仁、酸枣仁、远志、朱砂为补益心脾,安神益志之专药,五味子敛气生津以防心气耗散,以上皆为补心气,宁心神而设,更用桔梗取其载药上行之意。诸药配合，一补阴血不足之本，一治虚烦少寐之标，标本并图，共成滋阴养血，补心安神之剂。

（6）柏子养心丸（《体仁汇编》）

组成：柏子仁 120 克，枸杞子 90 克，麦冬、当归、石菖蒲、茯神各 30 克，玄参、熟地黄各 60 克，甘草 15 克。

用法：上药为末，炼蜜为丸如梧桐子大，每次 9 克，温开水送服；亦为汤剂，每日 1 剂，水煎服，用量按原方比例酌减。

功效：养心安神，补肾滋阴。

主治：营血不足，心肾失调所致的精神恍惚，怔忡惊悸，夜寐多梦，健忘，盗汗。

方解：方中重用柏子仁养心安神，为主药；枸杞子、当归、熟地黄补血，玄参、麦冬养阴，石菖蒲、茯神安神宁志，共为辅佐药；甘草调和诸药为使药。上药合用，共奏滋阴补血，养心安神之功效。

（7）黄连阿胶汤（《伤寒论》）

组成：黄连 12 克，黄芩、白芍各 6 克，阿胶 9 克，鸡子黄 2 枚。

用法：每日 1 剂，先煎黄连、黄芩、白芍取汁，阿胶烊化入内，待稍冷，再入鸡子黄搅匀，分 2 次温服。

功效：养阴清热，除烦安神。

主治：阴虚火旺，心烦失眠，舌质红苔黄燥，脉细数。

方解：方中黄连、黄芩泻心火之有余；白芍、阿胶补阴血之不足；鸡子黄滋肾阴，养心血而安神。诸药合用，使水不亏火不炽，则心烦失眠诸症状自除。

（8）甘麦大枣汤（《金匮要略》）

组成：甘草 9 克，小麦 15 克，大枣 10 枚。

用法:每日1剂,水煎服。

功效:养心安神,和中缓急。

主治:脏躁,精神恍惚,时时悲伤欲哭,不能自主,心中烦乱,睡眠欠佳,甚至言行失常,喜怒不节,哈欠频作,舌红少苔,脉细而数。

方解:方中甘草缓急和中,养心以缓急迫为主;辅以小麦微寒以养心宁神;大枣补益脾气,缓肝急并治心虚。甘草、小麦、大枣配伍,具有甘缓滋补,柔肝缓急,宁心安神之功效。

(9)交泰丸(《韩氏医通》)

组成:黄连30克,肉桂5克。

用法:上药研为细末,炼蜜为丸,每次2克,下午、晚间各服1次,或临睡前1小时服。

功效:交通心肾,安神。

主治:心火旺盛,心肾不交,心烦不安,下肢不温,不能入睡,舌质红无苔,脉虚数。

方解:方中黄连清泻心火以制偏亢之心阳;肉桂温补下元以扶不足之肾阳。药虽二味,相反相成,能引火归元,交通心肾。

(10)养心汤(《丹溪心法》)

组成:黄芪、茯苓、茯神、当归、川芎、半夏曲各15克,人参、柏子仁、远志、肉桂、五味子各6克,酸枣仁9克,炙甘草12克,生姜3片,大枣1枚。

用法:每日1剂,水煎服。

功效:补气养心,宁心安神。

主治:心虚血少,心失所养,心悸怔忡,失眠多梦,气短自汗,精神倦怠,舌质淡,脉弱。

方解：方中人参、黄芪、茯苓、炙甘草、当归、川芎、大枣益气养血；五味子、酸枣仁、柏子仁、远志、茯神滋养安神；肉桂温通心阳，鼓舞气血生长；半夏曲和胃消滞，以防诸药之滞胃。上药合而用之，共奏补气养心，宁心安神之功。

5. 中医通常将失眠分为几种证型

根据失眠发病机制和临床表现的不同，中医通常将其分为心肝火旺型、脾胃不和型、心肾不交型、肝郁化火型、痰热内扰型、阴虚火旺型、心脾两虚型、心胆气虚型8种证型，下面是其临床表现。

（1）心肝火旺型：主要表现为烦躁不宁，入眠困难，少睡即醒，甚至彻夜不眠，头晕头痛，口干口苦，舌红苔黄，脉弦数。

（2）脾胃不和型：主要表现为脘腹胀满，嗳气不舒，食欲不佳，睡眠不安，形体消瘦，便秘或便溏，舌苔白腻，脉弦滑。

（3）心肾不交型：主要表现为心悸善惊，多梦易醒，夜寐不安，腰酸腿软，五心烦热，盗汗口干，面颊潮红，舌红苔少，脉细数。

（4）肝郁化火型：主要表现为心烦不能入睡，烦躁易怒，胸闷胁痛，头痛面红，目赤口苦，便秘尿黄，舌红苔黄，脉弦数。

（5）痰热内扰型：主要表现为睡眠不安，心烦懊丧，胸闷脘痞，口苦痰多，头晕目眩，舌红苔黄腻，脉滑或滑数。

（6）阴虚火旺型：主要表现为心烦不寐，或时寐时醒，手足心热，头晕耳鸣，心悸健忘，面部潮红，口干少津，舌红苔少，脉细数。

(7)心脾两虚型：主要表现为多梦易醒,或朦胧不实,心悸健忘,头晕目眩,神疲乏力,面色少华,饮食无味,舌淡苔薄,脉细弱。

(8)心胆气虚型：主要表现为夜寐多梦易惊,虚烦不得眠,心虚胆怯,遇事善惊,舌淡苔薄,脉弦细。

6. 怎样区分失眠的实证与虚证

尽管中医根据失眠发病机制和临床表现的不同将其分为多种证型,但总可归为实证和虚证两大类,治疗原则是截然不同的。

实证多因肝郁化火,食滞痰浊,胃腑不和,其治疗宜以泻其有余,消导和中,清火化痰为基本原则；虚证多属阴血不足,责在心脾肝肾,其治疗当以补其不足,益气养血,滋补肝肾为基本原则。当然,也有虚实相夹并见者,其治疗应补泻兼顾。为了确立正确的治疗原则,恰当选方用药,治疗失眠首先当区分其属实证还是属虚证,下面介绍一下区分失眠实证与虚证的方法。

要区分失眠是实证还是虚证,首先要从发病原因上分,实证之失眠的发病原因多为情志所伤、肝郁化火,或饮食不节、损伤脾胃,致使宿食内停,酿成痰热,胃气不和,痰热上扰,心神不安,神不归舍,其病程相对较短；虚证之失眠多由长期劳倦,思虑太过,伤及心脾,以及心胆素虚,决断无权,遇事易惊,或为素体阴虚,阴血不能养心,心神不宁所致,其病程相对较长。从临床表现上来看,实证之失眠可见患者性情急躁易怒,不思饮食,目赤口苦,小便黄赤,痰多心烦,嗳气吞酸,胸闷,恶心厌食,舌质红,苔黄腻等；虚证之失眠可见心悸健忘,多梦易醒,精神萎靡,肢体困倦,面色少华,五心烦热,自汗盗汗,舌质淡,脉沉细等。

需要说明的是:失眠实证与虚证虽说有许多不同之处,但临床上由于失眠的病程多较长,往往是虚实并见的,因此在辨证区分时要从患者的症状、病因病机等多层次分析,才能区分清楚。

7. 怎样根据失眠的辨证分型选方用药

辨证论治是中医的特色和优势,有什么样的证型就用什么样的药。中医通常将失眠分为心肝火旺型、脾胃不和型、心肾不交型、肝郁化火型、痰热内扰型、阴虚火旺型、心脾两虚型、心胆气虚型 8 种基本证型进行辨证治疗,其选方用药是各不一样的,下面做一简要介绍。

(1)心肝火旺型失眠

治则:清肝泻火。

方药:龙胆泻肝汤加减。柴胡、龙胆草、车前子各 12 克,泽泻、生地黄、栀子各 9 克,当归 6 克,木通、甘草各 3 克。

用法:每日 1 剂,水煎分早晚服。

(2)脾胃不和型失眠

治则:健脾和胃调中。

方药:保和丸加减。白术、茯苓、山楂各 15 克,陈皮、半夏、建曲、莱菔子各 12 克,连翘 20 克,木香、砂仁、甘草各 6 克。

用法:每日 1 剂,水煎分早晚服。

(3)心肾不交型失眠

治则:交通心肾。

方药:黄连阿胶汤合交泰丸加减。黄连、黄芩、生地黄、白芍各 12 克,阿胶(烊化)、牡丹皮、柏子仁各 10 克,肉桂、甘草各 6 克。

用法:每日 1 剂,水煎分早晚服。

(4)肝郁化火型失眠

治则:疏肝解郁,清热养心安神。

方药:丹栀逍遥散加减。白术、茯苓、牡丹皮、栀子、生地黄、麦芽各 12 克,白芍、当归、柴胡各 10 克,酸枣仁 18 克,甘草 6 克。

用法:每日 1 剂,水煎分早晚服。

(5)痰热内扰型失眠

治则:清热化痰,宁心安神。

方药:清火涤痰汤加减。麦冬、柏子仁、丹参各 15 克,茯神 12 克,僵蚕、陈皮、建曲各 10 克,川贝母 9 克,胆南星、竹沥、黄连、甘草各 6 克。

用法:每日 1 剂,水煎分早晚服。

(6)阴虚火旺型失眠

治则:滋阴降火,清心安神。

方药:天王补心丹加减。酸枣仁、白芍各 15 克,丹参、玄参、当归、麦冬、茯苓各 12 克,生地黄、远志、桔梗、阿胶(烊化)、五味子各 9 克,黄连、甘草各 6 克。

用法:每日 1 剂,水煎分早晚服。

(7)心脾两虚型失眠

治则:补益心脾,养血安神。

方药:归脾汤加减。黄芪、党参、酸枣仁各 18 克,茯神、白术、远志各 15 克,当归、桂圆肉各 12 克,陈皮、五味子各

10克,甘草6克。

用法:每日1剂,水煎分早晚服。

(8)心胆气虚型失眠

治则:益气镇惊,安神定志。

方药:安神定志丸加减。人参、茯神、知母各12克,龙齿、酸枣仁、牡蛎各18克,川芎、远志、石菖蒲各9克,甘草3克。

用法:每日1剂,水煎分早晚服。

8. 妇女更年期失眠应该如何选方用药

妇女更年期失眠在临床中十分常见,单纯应用西药镇静安神效果确实不太好,相比之下中医辨证治疗常可取得较为满意的疗效。根据妇女更年期失眠临床表现和发病机制的不同,中医通常将其分为阴虚阳亢型、气滞血瘀型和痰湿内阻型3种基本证型进行辨证治疗,下面简要介绍选方用药。

(1)阴虚阳亢型

主症:失眠多梦,耳鸣健忘,潮热盗汗,心烦易怒,舌质红少苔,脉弦细数。

治则:滋阴潜阳,镇静安神。

方药:更年安汤加减。生地黄、熟地黄、磁石、珍珠母、首乌藤各30克,何首乌、茯苓各15克,泽泻、牡丹皮、玄参、麦冬、五味子、山茱萸、山药、木瓜各10克,甘草6克。

用法:每日1剂,水煎分早晚服。

(2)气滞血瘀型

主症:心悸失眠,噩梦,心中烦热,胸胁胀痛或周身刺痛,脉弦或涩,舌发绀或舌尖有瘀点、瘀斑,舌下静脉怒张。

治则:活血化瘀,除烦安神。血府逐瘀汤加减。当归、红花、枳壳各 10 克,川芎、桔梗、赤芍、柴胡各 6 克,生地黄、牛膝各 9 克,桃仁 12 克,琥珀(冲服)3 克,甘草 6 克。

用法:每日 1 剂,水煎分早晚服。

(3)痰湿内阻型

主症:虚烦不眠,惊悸多梦,坐卧不安,头晕,头沉如裹,脉缓沉迟,舌质淡,体胖大,苔厚腻。

治则:祛湿化痰,健脾和胃,佐以安神。

方药:温胆汤加减。陈皮、半夏、竹茹、枳壳、厚朴、淫羊藿、远志、柏子仁各 10 克,茯苓、合欢皮各 15 克,炙甘草 6 克。

用法:每日 1 剂,水煎分早晚服。

9. 怎样根据失眠的发病原因制定治则和方药

失眠的发生常有一定的内在因素,根据失眠的诱发因素确立相应的治则和方药,其方法简单易行,疗效可靠。当然,由于失眠的发病情况复杂,临证时还需仔细揣摩,做到四诊合参,详加辨证,才能避免误诊误治。

(1)平素性格不够开朗,情绪抑郁,多疑多虑而失眠者,多为肝郁不舒,魂不守舍所致。其治疗宜以疏肝解郁为原则,方选柴胡疏肝散加减。药用柴胡、郁金、香附、延胡索、青皮、枳壳、紫苏梗、乌药、川楝子各 10 克,炒酸枣仁、龙骨各 18 克,甘草 6 克。每日 1 剂,水煎服。

(2)若屡屡遭受惊恐刺激而失眠者,多属胆气受伤,心胆气虚,决断无权,神不守舍所致。其治疗宜以理气化痰,镇惊定志,养心安神为原则,方选温胆汤加减。药用茯苓、半夏、枳实、陈皮各 10 克,龙齿、酸枣仁、牡蛎各 15 克,川芎、远志、石菖蒲各 9 克,甘草 6 克。每日 1 剂,水煎服。

(3)若劳心太过,思虑过度,渐而出现失眠者,多属心阴亏虚,心神失养所致。其治疗宜以养心安神为原则,方选天王补心丹加减。药用丹参 15 克,党参、当归、麦冬各 10 克,生地黄、玄参、炒酸枣仁、柏子仁、远志、茯苓各 12 克,五味子、桔梗各 9 克,甘草 6 克。每日 1 剂,水煎服。

(4)若平素饮食失节,晚睡食量不均,因饥饱太过而失眠者,多为胃气不和所致。其治疗宜以消食和胃为主,方选保和丸加减。药用神曲、山楂各 12 克,莱菔子、陈皮、白术、半夏、茯苓、连翘各 10 克,枳实 6 克,炒酸枣仁 15 克,甘草 6 克。每日 1 剂,水煎服。

(5)若大病初愈以后,或长期慢性病患者出现失眠者,多因气血亏虚,心脾两虚,心神失养所致。其治疗宜以补气养血、健脾养心安神为原则,方选归脾汤加减。药用黄芪 15 克,党参、茯苓、白术、桂圆肉、远志、炒酸枣仁各 12 克,炙甘草 6 克,大枣 5 枚。每日 1 剂,水煎服。

10. 治疗失眠常用的单方有哪些

人们常说"单方治大病",若应用得当,单方治疗失眠确实能收到较好的疗效。在长期的实践中,人们总结了众多行之有效的治疗失眠的单方,下面选取较常用者,从处方、用法、主治三方面予以介绍。

方 1

处方:远志 60 克。

用法:将远志研为细末,每次 3 克,每日 2 次,早晚用温开水送服。

主治:神经衰弱,失眠多梦,健忘心悸。

方 2

处方:棉花根皮 15～30 克。

用法:每日 1 剂,水煎服。

主治:失眠。

方 3

处方:栀子 12 克,淡豆豉 9 克。

用法:每日 1 剂,水煎取汁,晚间睡前服。

主治:心中懊恼,虚烦不眠。

方 4

处方:酸枣仁 10 克,远志 6 克,麦冬 9 克。

用法:每日 1 剂,水煎取汁,晚间睡前服。

主治:虚烦失眠。

方 5

处方:枸杞子 30 克。

用法:每日 1 剂,水煎取汁,晚间睡前服,10 日为 1 个疗程。

主治:肾阴虚失眠。

方 6

处方:夏枯草 20 克。

用法:每日 1 剂,水煎服。

主治:高血压失眠。

方 7

处方:首乌藤、酸枣仁各 60 克。

用法:每日 1 剂,水煎服。

主治:失眠。

方 8

处方:小麦、甘草各 20 克,五味子 10 克,大枣 3 枚。

用法:每日 1 剂,水煎服。

主治:失眠多梦,心悸健忘。

方 9

处方:玄参、枸杞子各 12 克,炙甘草 6 克。

用法:每日 1 剂,水煎服。

主治:心肾不交之心烦失眠。

方 10

处方:小麦 60 克,炙甘草 18 克,大枣 15 枚。

用法:每日 1 剂,水煎服。

主治:神经衰弱、妇女脏躁之烦躁不宁,失眠健忘,盗汗。

方 11

处方:龙骨 25 克,酸枣仁、远志各 15 克。

用法:每日 1 剂,水煎服。

主治:神经衰弱失眠。

方 12

处方:石菖蒲、合欢皮、首乌藤各等份。

用法:将上药水煎 3 次,滤渣取汁,将药汁浓缩成膏,装入瓶中备用。每次 6 克,每日 3 次,温开水送服。

主治:肝阴不足、阴虚火旺之失眠。

方 13

处方:琥珀适量。

用法:将琥珀研为细末,每次取 1～2 克,晚间睡前温开水冲服。

主治:心悸不安,失眠多梦。

方 14

处方:珍珠母 30 克。

用法:将珍珠母研为细末,每次 0.3 克,每日 1 次,于晚间睡前服。

主治:肝阴上亢、肝阴不足之失眠。

方 15

处方:灯心草 12 克。

用法:每日 1 剂,水煎取汁,晚间睡前服。

主治:心烦失眠。

方 16

处方:丹参 15 克,五味子 6 克,远志 3 克。

用法:每日 1 剂,水煎取汁,晚间睡前服。

主治:心血亏虚之心悸失眠。

方 17

处方:秫米 30 克,半夏 10 克。

用法:每日 1 剂,水煎取汁,晚间睡前服。

主治:胃有痰浊、胃气不和之失眠。

方 18

处方:百合 30 克,玄参 12 克。

用法:每日 1 剂,水煎取汁,晚间睡前服。

主治:心烦失眠。

方 19

处方:丹参、酸枣仁各等份。

用法:将丹参、酸枣仁共研为细末,装瓶备用,每次 10 克,每日于早晨及晚间睡觉前 30 分钟用温开水送服,10 日为 1 个疗程。

主治:血虚心烦失眠。

方 20

处方:马尾松叶 30～60 克。

用法:每日 1 剂,水煎服。

主治:失眠。

方 21

处方:花生壳、茯神、酸枣仁各 10 克,五味子 12 克,合欢花 6 克,朱砂(冲服)0.5 克。

用法:每日 1 剂,水煎服。

主治:虚烦不眠,心悸多梦。

方 22

处方:酸枣树皮 30 克,丹参 12 克。

用法:每日 1 剂,水煎取汁,晚间睡前服。

主治:血瘀所致的头痛、失眠。

方 23

处方:酸枣仁粉 1.5～3 克,首乌藤、鸡血藤各 15～30 克。

用法:每日 1 剂,将首乌藤、鸡血藤水煎取汁,晚间睡前送服酸枣仁粉。

主治:心烦失眠,心悸健忘。

方 24

处方:半夏 10 克,夏枯草 15 克。

用法:每日 1 剂,水煎服。

主治:肝风痰浊所致之失眠、头痛。

方 25

处方:荷叶 15 克。

用法:每日 1 剂,水煎服。

主治:夏天失眠。

11. 治疗失眠常用的验方有哪些

(1)安寐汤

药物组成:生龙骨(先煎)、珍珠母(先煎)、首乌藤各 30 克,酸枣仁 20 克,五味子、白芍、生地黄各 15 克。

加减:肝郁化火者,加栀子、柴胡、丹参、郁金、合欢花;痰热内扰者,加黄连、竹茹、半夏、茯苓、莱菔子;阴虚火旺者,加黄柏、泽泻、龟甲、阿胶(烊化)、山茱萸、墨旱莲;心脾两虚者,加党参、黄芪、茯苓、枸杞子、远志、炙甘草;心虚胆怯者,加远志、石菖蒲、党参、桂圆肉、琥珀粉(冲服)。

应用方法:每日 1 剂,水煎取汁,睡前 30 分钟服,连服 7 日为 1 个疗程。正常睡眠恢复后渐停药,连续治疗 2 个疗程。服药期间停服其他镇静催眠药物。忌浓茶、咖啡、辛辣温燥食物。

功能主治:镇静安神。适用于失眠。

(2)清浊安神汤

药物组成:茯苓 30 克,柴胡、石菖蒲各 15 克,川芎、黄连、黄芩、泽泻、甘草各 9 克,半夏、陈皮、枳实、当归、车前子、远志各 10 克。

加减:便秘者,加大黄 6 克;心悸不安者,加珍珠母 20 克;头晕目眩者,加夏枯草 20 克;有瘀血表现者,加红花、丹参各 10 克。

应用方法:每日 1 剂,水煎分早晚服,15 日为 1 个疗程。

功能主治:清热化痰,泻火解郁,养心安神。适用于失眠。

(3)三清安神汤

药物组成:黄连、龙胆草、夏枯草、茯苓各 10 克,琥珀(冲服)3 克,竹茹、陈皮、龙骨、酸枣仁、柏子仁、首乌藤、合欢皮、百合、制何首乌、白芍各 15 克,磁石 30 克。

加减:肝郁胁痛者,加玫瑰花 10 克;肝阳上亢致头痛者,加天麻 10 克,钩藤(后下)15 克;潮热颧红者,加青蒿 10 克,制鳖甲 15 克;血虚生风致瘙痒者,加僵蚕、蝉蜕各 10 克;气虚乏力者,加党参、黄芪各 15 克;脾虚纳呆便溏者,加扁豆、山药各 15 克。

应用方法:每日 1 剂,水煎分早晚服。服药期间忌食辛辣刺激及油腻食物,做到心态平和,适当锻炼,生活规律。

功能主治:清心泻肝,化痰清热,滋养阴血。适用于顽固性失眠。

(4)枣仁安神汤

药物组成:炒酸枣仁、首乌藤各 30 克,五味子 9 克,珍珠母、生龙齿各 20 克。

加减:心血不足者,加当归身、生白芍;阴虚阳亢者,加生牡蛎、知母等;痰浊内郁者,去五味子,加茯苓、石菖蒲;心肾不交者,加川黄连;肝气郁滞者,加郁金、白芍。

应用方法:每日1剂,水煎服,30日为1个疗程。

功能主治:滋阴养心,宁心安神。适用于失眠。

(5)养血安神汤

药物组成:龙骨(先煎)、牡蛎(先煎)、酸枣仁各20克,首乌藤30克,生地黄、远志各10克,川芎6克,茯神、丹参各15克,川黄连、炙甘草各3克。

加减:伴有性情急躁易怒等肝郁化火症状者,加黄芩、柴胡、香附;头重、痰多胸闷、苔腻而黄者,减酸枣仁、首乌藤,加半夏、陈皮、枳实、竹茹等;伴五心烦热、口干津少等阴虚火旺症状者,加玄参、麦冬;多梦易醒、神疲肢倦者,加人参、白术、黄芪等;不寐多梦、易惊善悸者,加人参、茯苓。

应用方法:每日1剂,水煎取汁,晚饭前后2小时服,30日为1个疗程。

功能主治:养心镇静安神。适用于失眠。

(6)安神镇肝汤

药物组成:炒酸枣仁、炒柏子仁、丹参、珍珠母各30克,茯苓25克,远志12克,磁石(先煎)40克,甘草5克,香附15克。

加减:烦躁不安者,加焦栀子、淡豆豉;阴虚火旺者,加生地黄、玄参;胃气不和者,加半夏、薏苡仁。

应用方法:每日1剂,水煎分早晚服,5日为1个疗程。

功能主治:宁心安神,益肾镇惊。适用于失眠。

(7)化瘀定志汤

药物组成:桃仁、郁金、生地黄、红花各9克,柴胡10克,白芍12克,当归、牛膝各15克,合欢皮25克,枳壳、甘草各

6克。

加减:兼痰热者,加黄连6克,半夏9克;肝郁化火者,加栀子、龙胆草各10克;阴虚者,加龟甲10克;气虚者,加太子参18克;心神不宁者,加柏子仁、酸枣仁各15克,首乌藤30克;伴头痛、头晕者,加枸杞子10克,蔓荆子18克;健忘者,加五味子12克,酸枣仁15克;体虚乏力者,加黄芪15克,补骨脂9克。

应用方法:每日1剂,水煎分早晚服。

功能主治:疏肝解郁,活血化瘀,养心安神。适用于顽固性失眠。

(8)交通心肾方

药物组成:枸杞子、生地黄各15克,川黄连9克,当归、山茱萸、栀子、茯神、远志各12克,炒酸枣仁30克,肉桂3克。

加减:怔忡惊悸、自汗盗汗者,加龙骨、牡蛎、浮小麦各30克;神疲健忘者,加党参、黄芪各15克,桂圆肉9克;口干口苦、头晕目眩、烦躁不安者,加菊花、女贞子、墨旱莲各15克,龙齿、白芍各12克;舌红少苔或无苔者,加石斛、沙参各12克;心悸胸闷、舌苔黄腻者,加瓜蒌12克,川贝母、枇杷叶各10克;心悸胸痛者,加赤芍、桃仁、红花各10克。

应用方法:每日1剂,水煎分早晚服。

功能主治:滋阴泻火,交通心肾,安神定志。适用于顽固性失眠。

(9)二仁二子汤

药物组成:炒酸枣仁20克,柏子仁、五味子、生姜(切片)各10克,川芎、当归、枸杞子、石菖蒲各15克,首乌藤、龙骨

(先煎)、生牡蛎(先煎)各 30 克。

加减:伴头晕头痛者,加天麻、钩藤(后下);心烦者,加黄连、栀子;急躁易怒者,去柏子仁、五味子,加龙胆草、石决明;五心烦热、盗汗者,加熟地黄、龟甲;气虚乏力者,加人参、黄芪;热痰者,去柏子仁、五味子、枸杞子,加胆南星、竹茹;舌质有瘀斑瘀点者,加桃仁、红花。

应用方法:每日 1 剂,水煎取汁,分三餐及临睡前服,10日为 1 个疗程。

功能主治:滋阴补血,潜阳安神。适用于顽固性失眠。

(10)活血安神汤

药物组成:当归、川芎、生地黄、牡丹皮、枳壳、郁金、桃仁、红花各 10 克,丹参 20 克,桔梗、柴胡各 9 克,赤芍 12 克,首乌藤 30 克。

加减:心悸怔忡者,加朱茯苓 12 克,柏子仁 10 克;心烦易怒者,加川黄连、合欢花各 10 克;头重目眩者,加半夏、夏枯草各 10 克。

应用方法:每日 1 剂,水煎取汁,分中午、晚间服。

功能主治:活血调气,祛瘀安神。适用于顽固性失眠。

(11)疏肝安寐汤

药物组成:柴胡 10 克,郁金 20 克,枳实 15 克,夏枯草、生龙骨、生牡蛎、酸枣仁、丹参、萱草花、法半夏各 30 克,甘松12 克,附子 3 克,珍珠母、首乌藤各 40 克。

加减:头昏头痛者,加葛根、菊花、石决明;纳少者,加白术、茯苓、焦三仙;心悸怔忡者,加远志、五味子、茯神;口干者,加麦冬、花粉、石斛;多梦易惊者,加百合、生地黄、磁石;烦躁欲哭者,合甘麦大枣汤;胁肋不适者,加川楝子、香附。

应用方法:2日1剂,水煎分早晚服。

功能主治:疏肝养血,安神定志。适用于失眠。

(12)百合酸枣仁汤

药物组成:百合、酸枣仁各30克,当归、五味子、知母各9克,川芎、麦冬、炙甘草、远志各6克,灯心草1克,茯苓24克,琥珀粉(分吞)3克,大枣12克,黄连2克。

应用方法:每日1剂,水煎分早晚服。

功能主治:调肝滋肾,健脾养心,清心除烦。适用于单纯性失眠。

(13)疏肝宁神汤

药物组成:柴胡12克,酸枣仁、茯苓、郁金、白芍、合欢皮各15克,首乌藤30克,甘草5克。

加减:惊悸不安者,加磁石30克;肝郁化火者,加栀子15克;痰热内扰、痰多胸闷者,加法半夏12克;日久致瘀血内阻者,加丹参等。

应用方法:每日1剂,水煎分早晚服,7日为1个疗程,连续3个疗程。

功能主治:疏肝解郁,宁心安神。适用于治疗失眠。

(14)疏肝健脾汤

药物组成:柴胡、香附、当归、合欢花各15克,党参、白术、茯苓各18克,白芍、生酸枣仁、生麦芽各20克,炙甘草10克。

加减:肝阳上亢、扰乱神明者,加生龙骨、生牡蛎、石决明、夏枯草各15克;合并肝血亏虚、不养心神者,加龙齿、柏子仁、远志各10克;合并肝郁血瘀、神不归心者,加桃仁、红花、牛膝各9克;食欲差、食量少、肢体倦怠、少气懒言等脾气虚症状甚者,可将党参、白术量加至 30 克,加黄芪 20 克;兼见咽中如梗、吞之不下、吐之不出的梅核气者,加厚朴、半夏、陈皮各 12 克。

应用方法:每日 1 剂,水煎取汁,睡前 30 分钟服。

功能主治:疏肝理气,调理脾胃。适用于失眠。

(15)温补镇摄方

药物组成:炙黄芪 30 克,淫羊藿、磁石(先煎)、丹参各 15 克,茯苓 20 克,炙远志、五味子各 10 克,炙甘草 5 克。

加减:偏阴虚者,加百合、麦冬、生地黄等;偏气血虚者,加党参、当归、桂圆肉等;痰热内扰者,加半夏、胆南星、橘皮、竹茹等。

应用方法:每日 1 剂,水煎分早晚服。

功能主治:补气,温阳,益精,潜镇。适用于顽固性失眠。

(16)菖蒲莲心汤

药物组成:石菖蒲 10 克,莲子心 6 克,远志 8 克,茯神 20 克,生龙骨、生牡蛎、磁石各 30 克,麦冬、合欢皮、首乌藤、丹参各 15 克,黄连、甘草各 5 克。

加减:属心火型者,加生地黄 15 克,菊花 10 克;属痰阻型者,加法半夏、陈皮各 6 克;属血瘀型者,加川芎 6 克,三七 5 克。

应用方法:每日 1 剂,水煎分早晚服,2 周为 1 个疗程。

功能主治:清心泻火化痰,活血养心安神。适用于实证失眠。

(17)回心宁神方

药物组成:回心草 10 克,小红参、黄芩、当归、法半夏各 15 克,首乌藤 30 克,合欢花、郁金、阿胶各 12 克,龙骨、牡蛎、怀山药各 20 克,炒竹茹 9 克,黄连 6 克。

加减:肝郁化火者,加龙胆草 10 克;痰热内扰者,加栀子 15 克;阴虚火旺者,加龟甲 15 克。

应用方法:每日 1 剂,上述药物以 1∶5 加入自来水,浸泡 30 分钟,煮沸 30 分钟,滤汁复煎 2 次,共得药汁约 400 毫升,3 次药汁混匀后均分为 3 份,每日中、晚及晚间睡前 30 分钟温服,30 日为 1 个疗程。晚睡前禁饮浓茶和咖啡,按时上床休息,尽量排除杂念,清淡饮食,戒烟。

功能主治:疏肝解郁,滋阴清热,养心镇静安神。适用于顽固性失眠。

(18)加味补心汤

药物组成:酸枣仁、生地黄各 30 克,柏子仁、猪苓、桂圆肉、当归、阿胶、党参各 10 克,远志肉 5 克,麦冬、潼蒺藜各 20 克,五味子 15 克,磁石 100 克。

应用方法:每日 1 剂,水煎分早晚服,14 日为 1 个疗程。

功能主治:平衡阴阳,调节气血,制阳盛,促阴长。适用于失眠。

(19)清胆安寐汤

药物组成:茯苓、枳实、竹茹、生酸枣仁、炒酸枣仁、合欢皮、丹参、夏枯草各 15 克,陈皮、半夏、柴胡各 10 克,生龙骨(先煎)、生牡蛎(先煎)各 20 克,首乌藤 30 克,白芍 18 克。

加减:眩晕头痛者,加石决明、钩藤(后下)、川芎;胸闷心烦者,加栀子、淡豆豉;心悸怔忡者,加远志、五味子、茯神;多梦易惊者,加百合、生地黄;烦躁欲哭者,合甘麦大枣汤。

应用方法:每日 1 剂,水煎 2 次,将 2 次药液混匀为 600 毫升,每次 200 毫升,每日 3 次,口服,30 日为 1 个疗程。

功能主治:疏肝利胆清热,活血安神定志。适用于失眠。

(20)清肝宁神饮

药物组成:钩藤(后下)、丹参、龙齿(先煎)、白芍、煅牡蛎(先煎)、首乌藤各 15 克,酸枣仁、夏枯草、茯苓各 12 克。

加减:大便秘结者,加大黄(后下)6 克;有气血两虚见症者,加黄芪 20 克,当归 12 克,党参 15 克;伴阴虚火旺症状者,加熟地黄、桑葚各 15 克,当归 12 克。

应用方法:每日 1 剂,水煎 2 次,每次煎汁 200 毫升,将 2 次药液混匀,早餐后 1 小时服 1 次,晚间临睡前 30 分钟服 1 次,10 日为 1 个疗程。

功能主治:清肝养心宁神。适用于失眠。

(21)安神化瘀汤

药物组成:生龙骨(先煎)、生牡蛎(先煎)、炒酸枣仁、合欢皮、首乌藤、牛膝各 30 克,远志、当归、白芍、丹参各 15 克,红花、川芎各 10 克,生地黄 20 克,柴胡、枳壳、黄连各 6 克,琥珀(分冲)1.5 克。

加减:肝胆实火者,加龙胆草、栀子、黄芩;气虚者,加太子参;阴虚者,加龟甲、麦冬;心悸者,加麦冬、五味子;脾虚者,加白术、茯苓、山药。

应用方法:每日 1 剂,水煎服,15 日为 1 个疗程,治疗 2 个疗程。

功能主治:活血化瘀,清热除烦,养血宁心,镇静安神。适用于治疗顽固性失眠。

(22)调肝理脾汤

药物组成:珍珠母、生地黄、何首乌、首乌藤各 30 克,醋柴胡、白芍、朱茯苓、当归、炙甘草、郁金、酸枣仁、焦白术各

12 克,黄连 6 克,朱麦冬 9 克,合欢皮 15 克,琥珀粉(冲服)3 克。

应用方法:每日 1 剂,水煎取汁,午后及晚间睡前服,同时配合心理疗法,28 日为 1 个疗程。

功能主治:调肝理脾,清热除烦,养心安神。适用于女性围绝经期失眠。

(23)燮理阴阳方

药物组成:桂枝、麦冬各 12 克,炙甘草 10 克,制半夏、牡蛎、首乌藤各 30 克,龙骨、白芍各 20 克,黄连 9 克,黄芩、夏枯草、丹参、茯苓各 15 克。

加减:火盛者,加栀子;痰热者,加枳实、竹茹;心脾虚者,去黄芩、黄连、麦冬,加炒薏苡仁、炒酸枣仁、柏子仁;阴虚火旺者,加五味子、阿胶;心悸善惊者,加珍珠母。

应用方法:每日 1 剂,水煎取汁,中午、晚间各服 1 次,5 日为 1 个疗程,用 1~4 个疗程。

功能主治:燮理阴阳,养心安神。适用于治疗失眠。

(24)安神利眠汤

药物组成:炒酸枣仁、首乌藤各 30 克,柏子仁、茯苓、茯神各 15 克,合欢皮 20 克,石菖蒲、远志、柴胡、制香附各 10 克,甘草 6 克。

加减:伴有烦躁者,加牡丹皮、焦栀子各 9 克;通宵不眠者,加龙齿(先煎)、珍珠母(先煎)各 15 克。

应用方法:每日 1 剂,水煎取汁,于中午饭后 30 分钟及晚间临睡前服,30 日为 1 个疗程,连续服用 3 个疗程。

功能主治:疏肝解郁,养脑宁心,镇静安神。适用于失眠。

（25）丹参枣仁汤

药物组成：丹参、生龙骨、生牡蛎、首乌藤、合欢皮各15克，炒酸枣仁、柏子仁各10克。

加减：眼眶发黑、肾水亏虚者，加生地黄、熟地黄、阿胶；口苦舌尖红者，加黄连、黄芩；痰多者，加石菖蒲、茯神；胸胁闷胀、叹息者，加郁金、香附；五心烦热者，加地骨皮、知母。

应用方法：每日1剂，头煎加水300毫升，取汁150毫升，二煎加水200毫升，取汁100毫升，2煎药汁混合后分早晚服，15日为1个疗程。

功能主治：滋阴降浊，清火安神。适用于失眠。

12. 如何正确煎煮中药汤剂

汤药是临床最常采用的中药剂型，煎煮汤药的方法直接影响药物的疗效。为了保证临床用药能获得预期的疗效，煎煮汤药必须采用正确的方法。要正确煎煮中药，应注意以下几点。

（1）煎药器具的选择：煎煮中药最好选择砂锅、砂罐，因其不易与药物成分发生化学反应，并且导热均匀，传热较慢，保暖性能好，可慢慢提高温度，使药内有效成分充分释放到汤液中来。其次也可选用搪瓷制品。煎煮中药忌用铁、铜、铝等金属器具。

（2）煎药用水的选择：煎药用水必须无异味、洁净、澄清，含无机盐及杂质少，以免影响口味、引起中药成分的损失或变化。

（3）煎煮时加水量：煎药用水量应根据药物的性质、患者的年龄及用途而定。加水量应为饮片吸水量、煎煮过程中蒸发量,以及煎煮后所需药液量的总和。一般用水量为将饮片适当加压后,液面淹没过饮片约 2 厘米为宜。质地坚硬、黏稠或需要久煎的药物,加水量可比一般药物略多;质地疏松或有效成分容易挥发、煎煮时间较短的药物,则液面淹没药物即可。

(4)煎煮前浸泡:中药饮片煎前浸泡,既有利于有效成分的充分溶出,又可缩短煎煮时间。多数药物宜用冷水浸泡,一般药物可浸泡 20～30 分钟,以果实、种子为主的药可浸泡 1 小时左右。夏季气温较高时,浸泡的时间不宜过长,以免腐败变质。

(5)煎煮的火候和时间:煎煮中药的火候和时间应根据药物的性质和用途而定。煎一般药宜先大火后小火,即未沸前用大火,沸后用小火保持微沸状态。解表药及其他芳香性药物,一般用大火迅速煮沸,之后改用小火维持 10～15 分钟即可。有效成分不易煎出的矿物类、骨角类、贝壳类、甲壳类药及补益药,一般宜小火久煎,通常是沸后再煎 20～30 分钟,以使有效成分充分溶出。第二煎则通常较第一煎缩短 5～10 分钟。

(6)榨渣取汁:汤剂煎成后应榨渣取汁,因为一般药物加水煎煮后都会吸附一定的药液,同时已经溶入药液的有效成分可能被药渣再吸附。如药渣不经压榨取汁就抛弃,会造成有效成分的损失。

(7)煎煮次数:煎药时药物有效成分首先会溶解进入药材组织的水溶液中,然后再扩散到药材外部的水溶液中,到药材内外溶液的浓度达到平衡时,因渗透压平衡,有效成分就不再溶出了,这时只有将药液滤出,重新加水煎煮,有效成分才能继续溶出。为了充分利用药材,避免浪费,使药物有效成分充分溶出,每剂中药不可煎1次就弃掉,最好是煎2次或3次。

(8)入药方法:一般药物可以同时入煎,但部分药物因其性质、性能及临床用途的不同,所需煎煮的时间不同,所以煎煮中药汤剂还应讲究入药的方法,以保证药物应有的疗效。入药方法有先煎、后下、包煎、另煎、烊化及冲服等。

①先煎。凡质地坚硬、在水里溶解度小的药物,如矿物类的磁石、寒水石,贝壳类的牡蛎、石决明等,应先入煎一段时间,再纳入其他药物同煎;川乌、附子等药,因其毒性经久煎可以降低,也应先煎,以确保用药安全。

②后下。凡因其有效成分煎煮时容易挥发、扩散或破坏而不耐煎煮者,如发汗药薄荷、荆芥,芳香健胃药白豆蔻仁、小茴香,以及大黄、番泻叶等宜后下,待他药煎煮将成时投入,煎沸几分钟即可。大黄、番泻叶等药有时甚至可以直接用开水冲泡服用。

③包煎。凡药材质地过轻,煎煮时易漂浮在药液面上,或成糊,不便于煎煮及服用者,如蒲黄、海金沙等,应用布包好入煎。药材较细,又含淀粉、黏液质较多的药,如车前子、葶苈子等,煎煮时容易粘锅、煳化、焦化,也应包煎。有些药材有毛,对咽喉有刺激性,如辛夷、旋覆花等,也要用纱布包裹入煎。

④另煎。人参等贵重药物宜另煎,以免煎出的有效成分被其他药渣吸附,造成浪费。

⑤烊化。有些药物,如阿胶、蜂蜜、饴糖等,容易黏附于其他药物的药渣中或锅底,既浪费药物,又容易焦煳,宜另行

烊化后再与其他药汁调服。

⑥冲服。入水即化的药,如竹沥等汁性药物,宜用煎好的其他药液或开水冲服。价格昂贵的药物,不易溶于水及加热易挥发的药物,如牛黄、朱砂、琥珀等,也宜冲服。

13. 如何选择治疗失眠的中成药

用于治疗失眠的中成药很多,它们各有不同的使用范围,临床上如何选择使用,直接关系到治疗效果。在选用中成药前,首先要仔细阅读说明书,了解其功效和主治,之后根据具体情况,有的放矢地使用。

(1)医生指导:虽然相对西药而言中成药的不良反应要低得多,但是由于中成药有其各自的功效、适应证,若药不对证,不仅与治疗作用,反而会加重病情,甚至引发不良反应,因此失眠患者在选用中成药时,一定要请教医生,在医生的指导下选用。

(2)阅读标签:大凡中成药,在其外包装上都有标签,有的还有说明书,不论是标签还是说明书,上面都能提供该药的功效、适应证、用法用量、注意事项等,仔细阅读中成药上面的标签和说明书,对正确选用中成药大有好处。

(3)辨病选药:即选用针对治疗失眠这个病的药物,这些药物都是针对失眠而研制的,具有镇静安神、养心助眠之功效,一般无明显的寒热偏性,只要诊断明确即可依病选用。例如,对老年人失眠均可选用健脑冲剂、安神补心片、甜梦口服液、安神补脑液等治疗。

(4)辨证选药:即根据失眠发病机制和临床表现的不同,通过辨证分型,确立相应的治则,之后根据治疗原则选取中成药。例如,阴虚火旺型失眠可选用二至丸、天王补心丹,心脾两虚型失眠可选用归脾丸、眠安康口服液,心火亢盛之失眠可选用朱砂安神丸,心肾不交型失眠可选用交泰丸、磁朱丸等。

(5)综合选药:即综合考虑失眠患者的病情及临床表现来选择适宜的中成药。有时患者失眠较重,且临床表现复杂,可选用两种或两种以上的药物,通过多种途径给药,方能取得好的效果。比如,老年人既有肝肾亏虚之情况,又出现心脾两虚之症状,治疗宜滋补肝肾与健脾养心并行,可选用六味地黄丸配合归脾丸,同时宜随病情的变化随时调整、更改用药。

14. 怎样保管治疗失眠的中成药

失眠是一种慢性病,一般用药时间较长,且用中成药治疗者居多,保管好中成药关系到用药的安全有效,所以也应给予重视。要保管好中成药,应注意以下几个方面。

(1)适当储备中成药:失眠患者家中多自备有药物,其中以中成药居多,家庭储备的中成药不宜太多,太多不仅浪费金钱和药物,还容易变质失效,对于失眠患者通常最多保存半个月的用药量,用完再买。

(2)妥善储存中成药:中成药应放在适当的地方,避免日光直射、高温及潮湿,以干燥、通风、阴凉处为宜,并防备小儿误拿、误服。已经开启的瓶装中成药应注意按瓶签说明保管(如加盖、防潮等)。储放中成药一定要有标签,写清药名、规格,切勿仅凭记忆无标签取放。

(3)防止中成药变质:防止中成药变质是正确储存中成

药的关键所在,为了防止中成药变质,瓶装中成药用多少取多少,以免污染。对瓶装液体中成药更应注意,只能倒出,不宜再往回倒,更不宜将瓶口直接往嘴里倒药。

(4)注意检查中成药:服用中成药前应检查药品,注意其有效期、失效期等,不能服用超过有效期或已失效的药物。当然,药品质量的好坏与保管有密切关系,保管不善,药品可能提前变质,所以在用前还须检查药品质量,若有发霉变质应妥善处理,不可再服。对药名、规格有疑问的药,切勿贸然使用,以免发生意外。

15. 治疗失眠常用的中成药有哪些

(1)归脾丸

药物组成:黄芪、白术、茯苓、桂圆肉、酸枣仁、党参、木香、甘草、当归、远志、大枣。

功能主治:益气健脾,养心安神。用于治疗心脾两虚之失眠多梦,气短心悸,头昏目眩,肢倦乏力,食欲缺乏,崩漏便血等。

用法用量:每次8～12粒(每8粒相当于原药材3克),每日3次,温开水送服。

注意事项:有痰湿、瘀血、外邪者不宜用,忌食生凉油腻食物。

(2)脑力宝

药物组成:五味子、远志、地骨皮、川芎、生地黄、茯苓、菟丝子、维生素 E、维生素 B_1 等。

功能主治:益智健脑,镇静安神,补脾肾,养阴血,清虚热。用于治疗神经衰弱引发的失眠健忘,烦躁多梦,神疲体倦等。

用法用量:每次 4 丸(每丸重 0.2 克),每日 3 次,温开水送服。

注意事项:本品宜饭前服用,忌辛辣、生冷、油腻之食物。感冒发热者不宜用,对本品过敏者禁用,过敏体质者慎用,孕妇、哺乳期妇女禁用。

(3)睡安胶囊

药物组成:酸枣仁、五味子、首乌藤、石菖蒲、丹参、知母、远志、甘草。

功能主治:养血安神,清心除烦。用于治疗心烦不寐,惊悸怔忡,失眠多梦等。

用法用量:每次 3 粒(每粒重 0.5 克),每日 3 次,饭后服。

注意事项:血瘀、痰热等其他证型之失眠不宜使用。

(4)健脑冲剂

药物组成:枸杞子、酸枣仁等。

功能主治:养心安神,滋肾健脑。用于治疗心肾亏虚之失眠健忘,头晕耳鸣等。

用法用量:每次 1 袋(每袋重 14 克),每日晚间用温开水冲服。

注意事项:痰热壅盛者不宜用,忌辛辣刺激性食物。

(5)安神宁糖浆

药物组成:灵芝、五味子、刺五加浸膏。

功能主治:扶正固本,健脾益气,补肾安神。用于治疗脾肾气虚引起的心悸失眠,食欲缺乏,神疲乏力,精神倦怠等。

用法用量:每次 10～15 毫升,每日 2 次,口服。

注意事项:表邪未解、内有实热者不宜用。

(6)安神宝颗粒

药物组成:酸枣仁、枸杞子、合欢花。

功能主治:养心安神,补肾益精。用于治疗失眠健忘,腰膝酸软,眩晕耳鸣,神疲乏力等。

用法用量:每次1袋(每袋重14克),每日3次,温开水冲服。

注意事项:痰热邪实者不宜用。

(7)安神养心丸

药物组成:熟地黄、琥珀、当归、黄芪、党参、白芍、白术、茯苓、远志、川芎、酸枣仁、石菖蒲、甘草。

功能主治:补气养血,安神定志。用于治疗气血亏虚之神经衰弱引起的身体虚弱,精神恍惚,惊悸失眠,心悸怔忡,气短自汗,神疲乏力,少气懒言,少寐多梦等。

用法用量:每次1丸(每丸重9克),每日2次,温开水送服。

注意事项:痰热邪实者不宜用。

(8)养血安神片

药物组成:仙鹤草、墨旱莲、生地黄、熟地黄、首乌藤、鸡血藤、合欢皮。

功能主治:滋阴养血,宁心安神。用于治疗阴虚血少所致之头晕心悸,失眠多梦,神疲健忘,腰酸乏力等。凡西医所指的神经衰弱、甲状腺功能亢进、贫血等证属心肾不交、阴血亏虚者,均可选用。

用法用量:每次5片(每片重0.25克),每日3次,温开水送服。

注意事项：脾虚便溏者忌服。

(9)朱砂安神丸

药物组成：生地黄、当归、黄连、甘草、朱砂等。

功能主治：清心养血，镇惊安神。用于治疗心火亢盛之心烦失眠，多梦易惊，心悸怔忡，胸中烦热，精神恍惚等。

用法用量：每次1丸（每丸重6克），每日1～2次，温开水或灯心汤送服。

注意事项：孕妇忌服，心气不足、脾胃虚弱者忌服。本品含有朱砂，不宜多服、久服。

(10)酸枣仁糖浆

药物组成：酸枣仁、知母、茯苓、川芎、甘草。

功能主治：清热泻火，养血安神。用于治疗虚烦不眠，心悸不宁，头目眩晕。

用法用量：每次15～20毫升，每日3次，口服。

注意事项：忌辛辣油腻食物。

(11)北芪五加片

药物组成：黄芪干浸膏、刺五加浸膏。

功能主治：益气，健脾，安神。用于治疗体虚乏力，腰膝酸软，失眠多梦，食欲缺乏等。

用法用量：每次4～6片，每日3次，温开水送服。

注意事项：表实邪盛、气滞湿阻者不宜用。

(12)天王补心丹

药物组成：丹参、党参、当归、石菖蒲、茯苓、五味子、玄参、麦冬、天冬、生地黄、柏子仁、酸枣仁、远志、桔梗、甘草。

功能主治：滋阴清热，补心安神。用于治疗心阴不足之失眠多梦，心悸健忘，五心烦热，大便干结等。

用法用量:每次 8 粒(每 8 粒相当于原药材 3 克),每日 3 次,温开水送服。

注意事项:脾胃虚寒、湿热内蕴者忌用,忌辛辣、鱼腥、烟酒等。

(13)甜梦口服液

药物组成:党参、刺五加、枸杞子、砂仁、泽泻、法半夏、黄芪、茯苓等。

功能主治:补肾健脑,养心安神。用于治疗失眠健忘,头晕耳鸣,视力和听力减退,食欲缺乏,腰膝酸软,心悸气短等。

用法用量:每次 1～2 支(每支 10 毫升,相当于原药材 6.53 克),每日 2 次,口服。

注意事项:实热内盛者不宜用。

(14)柏子养心丸

药物组成:柏子仁、人参、黄芪、当归、酸枣仁、远志、五味子。

功能主治:补气,养血,安神。用于治疗心血亏虚、心气不足所致之心悸怔忡,失眠多梦,气短自汗,精神倦怠,少气懒言,头晕目眩,健忘等。

用法用量:每次 8～10 粒(每 8 粒相当于原药材 3 克),每日 3 次,温开水送服。

注意事项:肝阳上亢者不宜用,忌辛辣刺激性食物。

(15)枣仁安神液

药物组成:酸枣仁、五味子、丹参等。

功能主治:滋补心肝,安神定志。用于治疗心肝血虚,神经衰弱引起的失眠健忘,头晕头痛等。

用法用量:每次 1～2 支(每支 10 毫升),每日 1 次,临睡前口服。

注意事项：实证肝火内扰、心火内炽、痰浊内盛者忌用。

(16)安神补脑片

药物组成：当归、何首乌、女贞子、墨旱莲、茯苓、合欢皮、黄精、朱砂、酸枣仁、远志、桑叶。

功能主治：滋补肝肾，养心安神。用于治疗肝肾阴虚引起的头晕头痛，心烦失眠，心悸健忘，腰膝酸软，梦遗滑精等。

用法用量：每次3～4片(每片重0.4克)，每日3次，温开水送服。

注意事项：忌辛辣刺激性食物。

(17)安神补脑液

药物组成：淫羊藿、何首乌、干姜、鹿茸、大枣、维生素B_1、甘草。

功能主治：生精补髓，增强脑力，温阳滋阴，调理脏腑。用于治疗阴阳两虚型神经衰弱，记忆力减退，失眠多梦，神疲健忘，头晕头痛，形寒肢冷，腰酸乏力，精神萎靡等。

用法用量：每次1支(每支10毫升)，每日2次，口服。

注意事项：心火、血瘀、痰热等其他证型之失眠不宜使用。

(18)强身健脑片

药物组成：人参、鹿茸、柏子仁、当归、白芍、五味子、茯苓、甘草、肉苁蓉、生地黄、川芎、酸枣仁、熟地黄、猪脑提取物。

功能主治：镇静安神。用于治疗神经衰弱，失眠健忘，头昏目眩，易感疲劳，身体虚弱等。

用法用量：每次3～4片，每日2次，温开水送服。

注意事项:孕妇忌服,阴虚火旺、痰热内扰者忌用。

(19)柏子滋心丸

药物组成:柏子仁、黄芪、生地黄、茯苓、当归、五味子、酸枣仁、水牛角、朱砂、甘草。

功能主治:补气养血,养心安神。用于治疗心气不足之失眠健忘,惊悸怔忡,精神恍惚等。

用法用量:每次 1 袋(每袋重 6 克),每日 2 次,温开水送服。

注意事项:痰涎壅盛者不宜用,忌辛辣刺激性食物。

(20)滋肾宁神丸

药物组成:熟地黄、金樱子、酸枣仁、何首乌、女贞子、五味子、首乌藤、合欢花、珍珠母、牛大力、五指毛桃、山药、黄精、白芍、丹参、茯苓。

功能主治:滋补肝肾,平肝潜阳,镇静安神,宁心益智。用于治疗肝肾亏虚之神经衰弱,失眠多梦,怔忡健忘,头晕耳鸣等。

用法用量:每次 1 袋(每袋重 10 克),每日 2 次,温开水送服,10 日为 1 个疗程。

注意事项:痰热壅盛者不宜用。

(21)参蓉安神丸

药物组成:玉竹、红参、丹参、玄参、山药、白芍、芡实、远志、桔梗、鹿茸、琥珀、五味子、柏子仁、酸枣仁、生地黄、肉苁蓉、石菖蒲、菟丝子。

功能主治:养心安神。用于治疗肝肾阴亏之身体虚弱,心烦不安,心悸失眠,健忘等。

用法用量:每次 1 丸(每丸重 10 克),每日 2 次,温开水送服。

注意事项:表实邪盛、气滞湿阻者不宜用。

(22)泻肝安神丸

药物组成:龙胆草、珍珠母、柏子仁、酸枣仁、车前子、白蒺藜、龙骨、远志、黄芪、栀子、生地黄、当归、麦冬、泽泻、甘草。

功能主治:清肝泻火,镇静安神。用于治疗肝阳上亢扰及心神引起的失眠惊悸,胸闷烦躁,便秘尿赤,或癫痫。

用法用量:每次 1 袋(每袋重 6 克),每日 3 次,温开水送服。

注意事项:忌辛辣刺激性食物。

(23)舒神宁胶囊

药物组成:百合、丹参、郁金、香附、龙骨、人参、甘草、牡蛎、北合欢、五味子、首乌藤。

功能主治:疏肝理气,解郁安神。用于治疗神经衰弱、神经官能症、绝经期综合征所引起的失眠多梦,头晕耳鸣,手足心热,心烦易怒,心神不宁等。

用法用量:每次 3～6 粒(每粒重 0.3 克),每日 2～3 次,口服。

注意事项:孕妇忌服。

(24)宁神灵冲剂

药物组成:柴胡、黄芩、桂枝、龙骨、牡蛎、大黄、甘草、半夏。

功能主治:疏肝解郁,安神镇惊。用于治疗心悸不宁,少寐多梦,心烦易怒,头昏头痛,胸闷不舒等。

用法用量:每次 1 袋(每袋重 14 克),每日 2 次,开水冲服。

注意事项:邪热、痰瘀者忌用,忌辛辣刺激性食物。

(25)琥珀安神丸

药物组成:当归、天冬、麦冬、人参、茯苓、玄参、丹参、远志、桔梗、琥珀、龙骨、甘草、生地黄、柏子仁霜、五味子、酸枣仁。

功能主治:滋阴养血,补心安神。用于治疗心肾不交、心血不足之心悸失眠,虚烦不安,怔忡健忘,头晕耳鸣,腰膝酸软,五心烦热,盗汗等。

用法用量:每次 1 丸(每丸重 9 克),每日 2 次,饭后温开水送服。

注意事项:忌辛辣刺激性食物。

16. 怎样根据辨证分型选用治疗失眠的中成药

辨证论治是中医的特色和优势,也是中医治疗疾病的主要方法,采用中成药治疗失眠也应和应用中药汤剂一样进行辨证论治,方能取得好的临床疗效。下面将怎样根据辨证分型选用治疗失眠的中成药简单介绍一下,以供参考。

(1)心肝火旺型:主要表现为烦躁不宁,入眠困难,少睡即醒,甚至彻夜不眠,头晕头痛,口干口苦,舌红苔黄,脉弦数。治宜清肝泻火,可选用中成药龙胆泻肝丸、泻肝安神丸、磁朱丸等。

(2)脾胃不和型:主要表现为脘腹胀满,嗳气不舒,食欲不佳,睡眠不安,形体消瘦,便秘或便溏,舌苔白腻,脉弦滑。治宜健脾和胃调中,可选用中成药保和丸、越鞠保和丸、健胃消食片等。

（3）心肾不交型：主要表现为心悸善惊，多梦易醒，夜寐不安，腰酸腿软，五心烦热，盗汗口干，面颊潮红，舌红苔少，脉细数。治宜交通心肾，可选用中成药交泰丸、健脑灵片、健脑安神片等。

（4）肝郁化火型：主要表现为心烦不能入睡，烦躁易怒，胸闷胁痛，头痛面红，目赤口苦，便秘尿黄，舌红苔黄，脉弦数。治宜疏肝解郁，清热养心安神，可选用中成药丹栀逍遥丸、宁神灵冲剂、解郁安神颗粒等。

（5）痰热内扰型：主要表现为睡眠不安，心烦懊丧，胸闷脘痞，口苦痰多，头晕目眩，舌红苔黄腻，脉滑或滑数。治宜清热化痰，宁心安神，可选用中成药半夏天麻丸、清火涤痰丸、清热化痰宁心丸等。

（6）阴虚火旺型：主要表现为心烦不寐，或时寐时醒，手足心热，头晕耳鸣，心悸健忘，面部潮红，口干少津，舌红苔少，脉细数。治宜滋阴降火，清心安神，可选用中成药天王补心丹、知柏地黄丸、滋水清肝丸等。

（7）心脾两虚型：主要表现为多梦易醒，或朦胧不实，心悸健忘，头晕目眩，神疲乏力，面色少华，饮食无味，舌淡苔薄，脉细弱。治宜补益心脾，养血安神，可选用中成药归脾汤丸、柏子养心丸、灵芝益寿胶囊等。

（8）心胆气虚型：主要表现为夜寐多梦易惊，虚烦不得眠，心虚胆怯，遇事善惊，舌淡苔薄，脉弦细。治宜益气镇惊，安神定志，可选用中成药安神定志丸、朱砂安神丸、定心丸等。

17. 针灸治疗失眠有何作用

"针"是指"针刺",是利用各种针具刺激穴位以治病的方法;"灸"是指"艾灸",是用艾绒在穴位上燃灼或熏熨来治病的方法。《灵枢·官能》中说:"针所不为,灸之所宜。"《医学入门》中也说:凡病"药之不及,针之不到,必须灸之"。艾灸可以弥补针刺之不足,针刺和艾灸常配合应用,故常针灸并称。针灸疗法是中医学的重要组成部分,它是通过针刺与艾灸调整脏腑经络气血的功能,从而达到防治疾病的目的。

针灸疗法具有适应证广泛、疗效明显、经济安全等特点,既能防病治病,又能养生保健,深受广大患者的欢迎。针灸是治疗失眠的传统方法,也是目前治疗失眠疗效较好的方法之一。针灸治疗失眠,借助针刺对穴位的刺激作用,以及艾灸的热力、药力等作用,调和阴阳,扶正祛邪,疏通经络,从而达到改善睡眠,纠正失眠的目的。

（1）调和阴阳:人在睡眠正常的情况下,是保持阴阳平衡的状态。如果心脾两虚、阴虚火旺、心胆气虚、胃气不和、肝肾阴虚等,均可导致阴阳平衡失调而出现失眠。针灸治疗失眠的关键,就在于根据辨证结果的不同属性来调节阴阳的偏盛偏衰,使机体阴阳归于新的平衡,达到"阴平阳秘",恢复其正常的生理功能。

（2）扶正祛邪:扶正就是扶助正气,增强抗病能力;祛邪就是祛除致病的因素。失眠的发生、发展,通常是正邪相争的过程,针灸可以扶正祛邪,故可收到改善睡眠之功效。胃气不和、心火炽盛、痰热内扰、肝郁化火,皆因邪实而发,久则伤及正气,使失眠缠绵难愈,这时就应用采取扶正祛邪的方法治疗。大凡针刺补法和艾灸皆有扶正之作用,针刺泻法和放血有祛邪的作用。当然,临证时必须结合腧穴的特殊性来考虑。

(3)疏通经络:人体的经络"内属于脏腑,外络于肢节",十二经的分布,阳经在四肢之表,属于六腑,阴经在四肢之里,属于五脏,并通过十五络的联系,沟通表里,组成气血循环的通路,维持的人体正常的生理功能。经络和气血及脏腑之间有密切的联系,失眠的发生与气血失和、脏腑失调有关,这些病理特征可以反应在经络上,并可以通过针灸调节经络与脏腑气血的平衡,从而达到缓解失眠者头晕头痛、心烦急躁、神疲乏力等自觉症状,改善睡眠的目的。

18. 应用针刺治疗失眠应注意什么

(1)严格消毒:采用针刺疗法治疗失眠时应注意对所用的针具、施针处皮肤,以及施术者的双手进行常规消毒,以预防交叉感染及耳部感染的发生。

(2)针刺的禁忌证:要注意针刺治疗的适应证,严防有禁忌证的失眠患者进行针刺治疗。患有出血性疾病、贫血、低血压者,局部皮肤有感染、溃疡、冻伤者,妇女在孕期、产后及月经期,患有严重的心、肝、肾等疾病者,以及体质虚弱、过于饥饿、精神高度紧张者,均不宜进行刺血治疗。

(3)恰当选用穴位:根据失眠者病情的不同,结合穴位的功用主治,恰当选用针刺治疗的穴位,穴位的选取宜少而精。

(4)掌握正确方法:要掌握正确的针刺方法,严格按照操作规程针刺,针刺的角度、方向和深度要正确,对风池、风府、哑门等接近延髓等重要部位的穴位尤应注意,以防意外情况发生。

（5）针前注意检查针具：针前应注意检查针具，严防应用不合格的针具进行针刺治疗。进针时体外应留有适当的针体，以防针体折断。针刺治疗时应注意选择适当的体位，以有利于正确取穴和施术，并注意防止晕针、滞针和弯针等现象发生。

（6）注意及时处理晕针：应注意预防晕针发生，不要在劳累、饥饿，以及精神紧张时针刺，一旦出现晕针现象，应立即让患者平卧，进行相应的处理。

19. 应用艾灸治疗失眠应注意什么

（1）以中医理论为指导，根据患者的病情和体质选择合适的穴位和艾灸方法，严防有艾灸禁忌证的患者进行艾灸治疗。施灸时取穴要准确，灸穴不宜过多，火力要均匀，切忌乱灸、暴灸。同时，要注意严格消毒，防止感染发生。

（2）施灸的顺序，一般是从上至下，先背部、后腹部，先头部、后四肢，先灸阳经、后灸阴经，在特殊情况下则可灵活运用，不必拘泥。对皮肤感觉迟钝的患者，施治过程中要不时用手指置于施灸部位，以测知患者局部皮肤的受热程度，便于随时调节施灸的距离，避免烫伤。

（3）施灸过程中要严防艾火滚落烧伤皮肤或烧坏衣服、被褥等，施灸完毕必须把艾条、艾炷之火熄灭，以防复燃发生火灾。施灸后还要做好灸后处理，如果因施灸时间过长局部出现小水疱者，注意不要擦破，可任其自然吸收；如果水疱较大，可局部消毒后用毫针刺破水疱放出疱液，或用注射器抽出疱液，再涂以甲紫，并用纱布包敷，以避免感染等不良反应发生。

（4）艾灸疗法可注意与药物治疗、运动锻炼、针刺疗法、按摩疗法、拔罐疗法，以及饮食调养、情志调节、起居调摄等配合应用，以提高临床疗效。

20. 治疗失眠常用的针刺处方有哪些

处方 1

取穴：足三里、血海、合谷、百会、肝俞、脾俞。

操作：患者取适当的体位，局部常规消毒后，进行针刺治疗。针刺得气后，留针 20～30 分钟，留针期间足三里、合谷穴用平补平泻手法行针 2～3 遍，血海、百会、肝俞、脾俞穴不行针，隔日 1 次，15 次为 1 个疗程。

适应证：气血虚弱型失眠。

处方 2

取穴：行间、风池、神门、太冲、足窍阴。耳鸣者，加翳风、中渚穴。

操作：患者取适当的体位，局部常规消毒后，进行针刺治疗。针刺得气后，留针 20～30 分钟，留针期间用泻法对各穴行针 2～3 遍，每日 1 次，10 次为 1 个疗程。

适应证：肝火内扰型失眠。

处方 3

取穴：解溪、安眠、太冲、涌泉。

操作：患者取适当的体位，局部常规消毒后，进行针刺治疗。针刺得气后，留针 20～30 分钟，留针期间用泻法对各穴行针 2～3 遍，每日 1 次，10 次为 1 个疗程。

适应证：心烦失眠，尤其适宜于精神长期高度紧张所致失眠者。

处 方 4

取穴:三阴交、太溪、太冲、大陵、心俞、神门。

操作:患者取适当的体位,局部常规消毒后,进行针刺治疗。大陵、太冲穴用泻法;三阴交、心俞、太溪、神门穴用补法。针刺得气后,留针 20 分钟,留针期间行针 2～3 遍,每日 1 次,15 次为 1 个疗程。

适应证:阴虚火旺型失眠。

处 方 5

取穴:心俞、足窍阴、阳陵泉、神门、脾俞、隐白、足三里。

操作:患者取适当的体位,局部常规消毒后,进行针刺治疗。心俞、足窍阴、阳陵泉、神门、脾俞、隐白、足三里穴均宜用补法,针刺得气后,留针 20 分钟,留针期间行针 2～3 遍,每日 1 次,15 次为 1 个疗程。

适应证:心胆气虚型失眠。

处 方 6

取穴:华佗夹脊、肾俞。

操作:患者取适当的体位,局部常规消毒后,进行针刺治疗。针刺得气后,留针 20～30 分钟,留针期间用平补平泻手法对华佗夹脊、肾俞穴行针 2～3 遍,隔日 1 次,15 次为 1 个疗程。

适应证:各种失眠。

处 方 7

取穴:三阴交、神门、胆俞、心俞。

操作:患者取适当的体位,局部常规消毒后,进行针刺治疗。针刺得气后,留针 20～30 分钟,留针期间用补法对各穴行针 1～2 遍,每日 1 次,15 次为 1 个疗程。

适应证:心胆气虚型失眠。

处 方 8

取穴:内关、列缺、安眠、涌泉、百会、四神聪、太阳。

操作:患者取适当的体位,局部常规消毒后,进行针刺治疗。先用补法针刺百会、四神聪穴,得气后留针 15 分钟,再用泻法针刺太阳、安眠、内关、列缺、涌泉穴,得气后留针 30 分钟。留针期间用平补平泻手法对各穴行针 1～2 遍,每日 1 次,10 次为 1 个疗程。

适应证:各种失眠。

处 方 9

取穴:内庭、公孙、丰隆、神门。便秘者,加天枢、上巨虚。

操作:患者取适当的体位,局部常规消毒后,进行针刺治疗。针刺得气后,留针 20～30 分钟,留针期间用泻法对各穴行针 2～3 遍,每日 1 次,7～10 次为 1 个疗程。

适应证:痰热内扰型失眠。

处 方 10

取穴:太冲、行间、曲池、神门、厉兑、太溪、阴陵泉。

操作:患者取适当的体位,局部常规消毒后,进行针刺治疗。针刺得气后,留针 20～30 分钟,留针期间用泻法对各穴行针 2～3 遍,每日 1 次,7～10 次为 1 个疗程。

适应证:肝郁化火型失眠。

21. 治疗失眠常用的艾灸处方有哪些

处 方 1

取穴:百会、神门。

操作:患者取适当的体位,采用艾条温和灸和方法(将艾条的一端点燃,对准施灸的部位,距皮肤3～5厘米进行熏灸,使患者局部有温热感而无灼痛,至皮肤稍起红晕为度),每晚睡前用艾条在百会、神门穴悬灸10～15分钟。

适应证:失眠。

处 方 2

取穴:内关、三阴交、足三里。

操作:患者取适当的体位,采用艾条温和灸的方法,用艾条依次灸治内关、三阴交、足三里穴。每次每穴熏灸5～10分钟,每日1次,7～10次为1个疗程。

适应证:心脾两虚型、心胆气虚型失眠。

处 方 3

取穴:百会。

操作:患者取适当的体位,采用艾条温和灸和方法,每晚睡前用艾条在百会穴悬灸10～15分钟。

适应证:失眠。

处 方 4

取穴:百会、足三里、涌泉。

操作:患者取适当的体位,采用早晨灸百会穴(阴虚阳亢者不宜用),晚间临睡前灸足三里、涌泉穴的方法,用艾条温和灸进行治疗。每次每穴熏灸5～10分钟,每日1次,10次为 1 个疗程。

适应证:失眠。

处 方 5

取穴:神门、三阴交。

操作:患者取适当的体位,采用艾条温和灸的方法进行治疗。先对准神门穴,在距皮肤 3～5 厘米处进行熏灸,使局部有温热感而无灼痛,至皮肤稍起红晕为度;再对准三阴交穴,用同样的方法进行治疗。每次每穴熏灸 5～10 分钟,每日 1 次,于晚间睡觉前施灸为好,10 次为 1 个疗程。

适应证:失眠,对心脾两虚者尤为适宜。

处 方 6

取穴:翳明、神门、三阴交。

操作:患者取适当的体位,采用艾条温和灸和方法,用艾条依次灸治翳明、神门、三阴交穴。每次每穴熏灸 5～10 分钟,每日或隔日 1 次,7～10 次为 1 个疗程。

适应证:失眠,尤其适宜于心火旺盛者。

处 方 7

取穴:涌泉。

操作:首先用温水泡脚 10 分钟,擦干后俯卧于床上,由施术者采用艾条温和灸的方法灸治涌泉穴,以使之感到温热舒适不烫为度。每次每侧穴位熏灸 15 分钟,每日或隔日 1 次,10 次为 1 个疗程。

适应证:失眠。

处 方 8

取穴:关元。

操作:患者取仰卧位,采用艾炷隔盐灸的方法,取细颗粒盐平铺在关元穴上,厚 0.3～0.5 厘米,将中艾炷放在盐上面点燃,进行灸治。每次灸 1～3 壮,每日 1 次。

适应证:肾虚失眠伴腹部发凉及阳痿者。

处 方 9

取穴:百会、涌泉。

操作:患者取适当的体位,采用艾条温和灸的方法,用艾条悬灸百会、涌泉穴(每次取一侧,两侧交替)。每次每穴熏灸 5～15 分钟,每日 1～2 次(若为 1 次,于晚睡前灸治为好),7～10 次为 1 个疗程。

适应证:失眠。

处 方 10

取穴:百会、内关、足三里、涌泉。

操作:患者取适当的体位,采用艾条温和灸的方法,用艾条悬灸百会、内关、足三里、涌泉穴。通常每次每穴熏灸 5～10 分钟,每日治疗 1 次,7～10 次为 1 个疗程。

适应证:失眠。

22. 拔罐能治疗失眠吗

拔罐疗法又称"负压疗法""吸筒疗法",是以罐为工具,利用燃烧、蒸气、抽气等,使罐中形成负压,把罐吸附于施术部(穴)位,产生温热、负压等刺激,造成局部充血、瘀血现象,以达到治疗疾病目的的一种独特防病治病方法。

拔罐疗法是中医学的一个重要组成部分,有着悠久的历史。拔罐疗法在我国古代称为"角法",当时是用牛、羊角制成罐具来拔罐的,晋代医学家葛洪所著的《肘后方》中就提到了"角法",这可以说是有关拔罐疗法最早的文字记载。以后罐具逐渐从牛、羊角发展成为用陶瓷、竹木、玻璃等材料制成,而且根据病情和部位分为大小不同的多种规格。拔罐疗法取材方便,简单易学,无须很多特殊的贵重设备,家庭中随处可得的罐、瓶都可作为拔罐工具进行治疗,而且疗效可靠、使用安全,是深受人们喜欢,在我国民间应用最广、最具特色的外治方法。

拔罐疗法具有疏通经络,温经散寒,祛风除湿,活血化瘀,消肿止痛,调和阴阳,调整脏腑功能等作用,不但用于治疗颈椎病、肩周炎、落枕、软组织损伤、腰腿痛、肌肉痉挛等外伤科疾病,也用于支气管哮喘、失眠、急性胃肠炎、头痛、失眠、脑卒中后遗症、感冒等内科疾病。拔罐疗法治疗失眠有肯定的疗效,对失眠患者来说,通过选取适当的穴位进行拔罐治疗,可改善睡眠,消除失眠者头晕头痛、心烦急躁、神疲乏力等自觉症状,促进失眠逐渐康复,拔罐也是治疗失眠常用的方法之一。

23. 应用拔罐疗法治疗失眠应注意什么

为了保证拔罐疗法治疗失眠安全有效,避免不良反应发生,在应用拔罐疗法治疗失眠时,应注意以下几点。

(1)患者要选择舒适、适当的体位,拔罐过程中不能移动体位,以免罐具脱落;要根据不同部位选择不同口径的罐具,注意选择肌肉丰满、富有弹性、没有毛发及局部平整的部位拔罐,以防掉罐,动作要稳、准、快。应用投火法时,应避免烫伤皮肤;应用刺络拔罐时,勿使出血量过大。

(2)要注意拔罐的禁忌证,皮肤有溃疡、水肿及大血管相应的部位不宜拔罐,孕妇的腹部和腰骶部也不宜拔罐,常有自发性出血或损伤后出血不止的患者也不宜使用拔罐法。

(3)在拔罐治疗时,应进行严格消毒,防止感染及乙型肝炎等传染病的发生,刺络拔罐法更应注意。拔罐时要保持室内温暖,防止受凉感冒;拔罐后应避免受凉和风吹,注意局部保暖。

(4)坐罐时应注意掌握时间的长短,以免起疱;起罐时用一手握罐,另一手以指腹按压罐旁皮肤,待空气进入罐中,消除负压,即可将罐取下,切忌用力硬拔。如果上次拔罐后局部出现的瘀血尚未消退,则不宜在原处再拔罐。

(5)拔罐后局部皮肤出现发红、发紫属于正常现象,可在局部轻轻按揉片刻,不必做特殊处理;如果局部皮肤出现小的破溃,也可不做特殊治疗,但应注意保持局部皮肤的清洁与干燥,防止发生细菌感染;对于较大的皮肤糜烂破溃,应将局部消毒处理后,用消毒的纱布敷盖,松轻包扎,避免感染化脓。

24. 治疗失眠常用的拔罐处方有哪些

处 方 1

取穴:心俞、肾俞、内关、三阴交。

操作:患者取俯卧位,充分暴露需拔罐处皮肤,局部常规消毒后,用闪火法(用镊子或止血钳夹住酒精棉球或纸条,点燃后在火罐内壁绕一圈后迅速退出,然后将罐子罩在施术部位,此法比较安全,不受体位的限制,是最常用的拔罐方法,应注意操作时不要烧罐口,以免灼伤皮肤)将大小合适的罐具吸拔于背部一侧的心俞、肾俞穴上,留罐8分钟左右;起罐后患者取仰卧位,局部常规消毒后,先用三棱针在同一侧内关、三阴交穴上点刺三下,然后用闪火法将大小合适的罐具吸拔于内关、三阴交穴上,留罐5分钟左右。次日再拔另一侧穴位,两侧穴位交替进行,10日为1个疗程。

适应证:阴虚火旺型失眠。

处 方 2

取穴:风池、肝俞、心俞。

操作:患者取适当的体位,充分暴露需拔罐处皮肤,局部常规消毒后,先用三棱针在同一侧风池、心俞、肝俞穴上点刺3下,然后用闪火法将大小合适的罐具吸拔于上述穴位上,留罐5分钟左右。第二天再拔另一侧穴位,两侧穴位交替进行,10日为1个疗程。

适应证:肝郁化火型失眠。

处 方 3

取穴:神门、内关、三阴交、足三里。

操作:患者取适当的体位,充分暴露需拔罐处皮肤,局部常规消毒后,用闪火法将大小合适的罐具吸拔于神门、内关、三阴交、足三里穴上。每次留罐10~15分钟,每周拔罐2~3次,7次为1个疗程。

适应证:痰热内扰型失眠。

处 方 4

取穴:内关、神门、三阴交、心俞、肾俞。

操作:患者取适当的体位,充分暴露需拔罐处皮肤,局部常规消毒后,用抽气法(抽气法是针对抽气罐而来的,先将抽气罐紧扣在应吸拔的部位,把罐体上端阀杆向上提一下,保证气体畅通,之后将真空抽气枪口套住罐体上端,垂直提拉拉杆 4 次左右,使之产生适当负压,即可吸住)将大小合适的罐具吸拔于内关、神门、三阴交、心俞、肾俞穴上。每次留罐 10 分钟,每周拔罐 2~3 次,7 次为 1 个疗程。

适应证:心肾不交型失眠。

处 方 5

取穴:心俞、厥阴俞、脾俞、足三里、三阴交、神门。

操作:患者取适当的体位,充分暴露需拔罐处皮肤,局部常规消毒后,用闪火法将大小合适的罐具吸拔于心俞、厥阴俞、脾俞、足三里、三阴交、神门穴上。每次留罐 5~10 分钟,每周拔罐 3 次,7 次为 1 个疗程。

适应证:心脾两虚型失眠。

处 方 6

取穴:肝俞、曲池、太冲、神门、内关、三阴交。

操作:患者取适当的体位,充分暴露需拔罐处皮肤,局部常规消毒后,用抽气法将大小合适的罐具吸拔于肝俞、曲池、太冲、神门、内关、三阴交穴上。每次留罐 10~15 分钟,每周拔罐 2~3 次,7~10 次为 1 个疗程。

适应证:肝郁化火型失眠。

处 方 7

取穴:神门、内关、曲池、合谷、三阴交、足三里。

操作:患者取适当的体位,充分暴露需拔罐处皮肤,局部常规消毒后,用闪火法将大小合适的罐具吸拔于神门、内关、曲池、合谷、三阴交、足三里穴上。每次选用 3~4 个穴位,每次每穴留罐 10~15 分钟,每周拔罐 3 次,7~10 次为 1 个疗程。

适应证:失眠。

处方 8

取穴:心俞、脾俞、肾俞、三阴交、足三里、内关。

操作:患者取适当的体位,充分暴露需拔罐处皮肤,局部常规消毒后,先用三棱针点刺上述穴位,使之少许渗血,之后用闪火法将大小合适的罐具吸拔于上述点刺的穴位上。先吸拔一侧的穴位,隔日再吸拔另一侧的穴位,两侧交替进行,每穴每次留罐5分钟,3日拔罐1次,5次为1个疗程。

适应证:失眠。

处方 9

取穴:脾俞、胃俞、足三里。

操作:患者取俯卧位,充分暴露需拔罐处皮肤,局部常规消毒后,用闪火法将大小合适的罐具吸拔于脾俞、胃俞穴上,留罐8分钟左右;起罐后患者取坐位,用同样的方法,吸拔双侧的足三里穴,留罐5分钟左右。隔日拔罐1次,10次为1个疗程。

适应证:脾胃虚弱型失眠。

处方 10

取穴:肝俞、曲池、内关、三阴交。

操作:患者取适当的体位,充分暴露需拔罐处皮肤,局部常规消毒后,用闪火法将大小合适的罐具吸拔于肝俞、曲池、内关、三阴交穴上。每次留罐5～10分钟,隔日拔罐1次,10次为1个疗程。

适应证:肝阳上亢型失眠。

25. 药物敷贴疗法治疗失眠有哪些作用

敷贴疗法是应用天然药物或泥、蜡等材料,在人体体表某一部位外敷或贴穴,通过肌肤吸收或借助对穴位、经络的刺激作用来治疗疾病的一种外治方法。药物敷贴法是治疗失眠最常用的敷贴疗法,用于治疗失眠的具体药物敷贴方法是多种多样的,从敷贴的部位来看,有敷于脐部的(也称敷脐法),有敷于足心的(也称足敷法),也有敷贴于其他穴位或部位的,其中以敷于脐部(神阙穴)和足心(涌泉穴)的最为常用。通常是将药物晒干或烘干,研为细末,用食醋或鸡蛋清、生姜汁、浓茶、清水等溶剂调成糊或膏,敷贴于选取的适当部位,用纱布包扎,胶布固定。也有将一定配方的药物经煎熬,加入香油、黄丹等制成膏药敷贴者。

药物敷贴法和中医其他治疗方法一样,也是以中医学整体观念和辨证论治为指导思想的,正如清代医家吴师机所说:"外治之理,即内治之理,外治之药,亦即内治之药,所异者法耳。"也就是说,内治和外治法的理、方、药三者是相同的,不同者仅仅是方法各异而已。药物敷贴法确实能治疗失眠,根据失眠患者的不同证型,按药物性味、归经及作用进行辨证选药,使外敷药通过肌肤毛孔吸收,发挥药物自身的治疗作用,"外惹内效",调整脏腑功能,调和阴阳气血,可收到镇静安神、养血宁心、滋补肝肾、清心除烦等治疗效果,有助于纠正失眠。同时,外敷药物对穴位的刺激,可改善局部血液循环,通过经络的传导作用来补虚泻实,促进阴阳平衡,增强机体抗病能力,有助于改善睡眠。

26. 治疗失眠常用的药物敷贴处方有哪些

处方1

配方:珍珠粉、朱砂粉、大黄、五味子各等份,鲜竹沥适量。

用法:将大黄、五味子分别晒干,研为细末,与珍珠粉、朱砂粉充分混匀后装入瓶中,密闭备用。每次取药末适量,用鲜竹沥调成糊,均分成2份,集中涂于5厘米×5厘米大小的胶布上,敷贴于双涌泉穴。每晚间睡觉前敷贴,次日晨起去掉,连用7～10日为1个疗程。

功效:清热,镇静安神。

适应证:失眠。

处方2

配方:黄连12克,肉桂5克,鸡蛋1个。

用法:将黄连、肉桂分别研为细末,混匀后用鸡蛋清调成糊,于晚间睡觉前分敷于双涌泉穴,用纱布覆盖,胶布固定,次日晨起去掉,连用10次为1个疗程。

功效:清热降火,安神助眠。

适应证:心烦失眠,对心肾不交型、阴虚火旺型失眠效果尤好。

处方3

配方:五倍子、郁金各等份,蜂蜜适量。

用法:将五倍子、郁金分别研为细末,混匀后加入蜂蜜调成膏。用时取药膏适量,分敷于涌泉、神阙穴,用纱布覆盖,胶布固定。每日换药1次,7～10次为1个疗程。

功效:解郁清心,降火敛汗。

适应证:神经衰弱以心烦失眠、心悸盗汗为主要表现者。

处 方 4

配方:胆南星、吴茱萸各3克,半夏5克,鸡蛋1个。

用法:将胆南星、吴茱萸、半夏研成细末,混匀后加鸡蛋清调成糊,于晚间睡觉前将药糊敷于双涌泉穴,用纱布覆盖,胶布固定,次日晨起去掉,连用7～10次为1个疗程。

功效:清热化痰,镇静安神。

适应证:痰热内扰型失眠。

处 方 5

配方:盐附子、生地黄各等份。

用法:将盐附子、生地黄研成细末,混匀后加清水调成膏,每次取适量,于晚间睡觉前将药糊敷于双涌泉穴,用纱布覆盖,胶布固定,次日晨起去掉,连用7～10次为1个疗程。

功效:滋阴降火,益肾养肝。

适应证:肝肾阴虚型、阴虚火旺型及心肾不交型失眠。

处 方 6

配方:丹参、远志、石菖蒲、硫黄各等份,白酒适量。

用法:将丹参、远志、石菖蒲、硫黄分别研为细末,混匀后装瓶中,密闭备用。用时取药末适量,用白酒调成膏,于晚间睡觉前敷贴于神阙穴,用纱布覆盖,胶布固定,次日晨起去掉。

功效:养血宁心安神。

适应证:失眠。

处 方 7

配方:朱砂、石菖蒲各等份,蜂蜜适量。

用法:将朱砂、石菖蒲共研为细末,炼蜜制成药饼(每个6～9克)。用时取药饼1个,敷贴于一侧涌泉穴,用纱布覆盖,胶布固定。两侧涌泉穴交替进行,每日换药1次,6次为1个疗程。

功效:化痰开窍,宁心安神。

适应证:痰热内扰型失眠。

处 方 8

配方:朱砂15克,黄连9克,炙甘草18克,生地黄10克,当归12克,白酒适量。

用法:将朱砂、黄连、炙甘草、生地黄、当归共研为细末,装瓶备用。用时每次取药粉10克,用白酒调成糊,敷贴于双涌泉穴,用纱布覆盖,胶布固定,次日晨起去掉,连用7～10次为1个疗程。

功效:安神定惊。

适应证:心虚胆怯型失眠。

处 方 9

配方:大蒜、吴茱萸各10克。

用法:将吴茱萸与大蒜分别捣烂,混匀后调成膏,敷于双涌泉穴,用纱布覆盖,胶布固定,24小时后取下。通常每3日敷贴1次,连用3～5次为1个疗程。

功效:清热降火,安神。

适应证:头晕心烦,失眠健忘。

处 方 10

配方:韭菜根、生地黄各15克,大蒜5头。

用法:先将韭菜根、生地黄烘干,研为细末,再把大蒜捣成糊,把药粉与大蒜糊充分调和,每次取适量,做成 2 个饼,于晚间睡觉前将药饼敷贴于双涌泉穴,用纱布覆盖,胶布固定,次日晨起去掉,连用 7～10 次为 1 个疗程。

功效:滋阴降火,养心安神。

适应证:心肾不交型、阴虚火旺型失眠。

处 方 11

配方:吴茱萸 10 克,米醋适量。

用法:将吴茱萸研成细末,用米醋调成糊,于晚间睡觉前将药糊敷于一侧涌泉穴,用纱布覆盖,胶布固定,次日晨起去掉。通常每晚敷贴 1 次,两侧涌泉穴交替进行,连用 7～10 次为 1 个疗程。

功效:安神助眠。

适应证:失眠。

处 方 12

配方:黄连 15 克,朱砂、五味子各 5 克。

用法:将黄连、朱砂、五味子研为细末,混匀后装入瓶中,密闭备用。每次取适量,纳入肚脐中,外用胶布固定。通常每日换药 1 次,3～5 次为 1 个疗程。

功效:清心降火,镇静安神。

适应证:心肾不交型、阴虚火旺型失眠。

处 方 13

配方:珍珠母、槐花、吴茱萸各等份,米醋适量。

用法:将珍珠母、槐花、吴茱萸分别晒干,一同研为细末,混匀后装瓶备用。用时取药末适量,加米醋调成膏,敷贴于神阙穴及涌泉穴,用纱布覆盖,胶布固定。通常每日换药1次,10次为1个疗程。

功效:清热,镇静安神。

适应证:阴虚火旺型、肝郁化火型失眠。

处 方 14

配方:黄连15克,阿胶、白芍、黄芩各9克,鸡蛋1个。

用法:将黄连、阿胶、白芍、黄芩研为细末,装瓶备用。用时每次取适量,用鸡蛋清调成膏,敷贴于神阙穴,用纱布覆盖,胶布固定。通常1~2日换药1次,7~10次为1个疗程。

功效:滋阴降火,宁心安神。

适应证:阴虚火旺型失眠。

处 方 15

配方:吴茱萸、肉桂各等份,蜂蜜适量。

用法:将吴茱萸、肉桂研为细末,装瓶备用。用时取药末10克,加蜂蜜调成膏,分别敷贴于一侧神门、三阴交穴,用纱布覆盖,胶布固定,次日晨起去掉。通常每晚敷贴1次,左右两侧穴位交替进行,连用7~10次为1个疗程。

功效:平肝潜阳,降火安神。

适应证:心火亢盛型、心肾不交型、阴虚火旺型失眠。

27. 应用药物敷贴疗法调治失眠应注意什么

(1)注意局部消毒:敷药局部要注意进行清洁消毒,可用75%酒精局部皮肤擦拭,也可用其他消毒液洗净局部皮肤,然后敷药,以免发生感染。

(2)做到辨证选药:外敷药和内服药一样,也应根据病情的不同辨证选药,抓着疾病的本质用药,方能取得好的治疗疗效,切不可不加分析地乱用。敷贴疗法必须在医生的指导下,掌握操作要领和注意事项,根据敷贴疗法的适应证选择患者,严禁有敷贴禁忌证者进行敷贴治疗。

(3)正确选穴敷药:在应用穴位敷药时,所取穴位不宜过多,每穴用药量宜小,贴敷面积不宜过大,时间不宜过久,失眠患者常以神阙穴、涌泉穴为主要施治穴位。要注意外敷药物的干湿度,过湿容易使药糊外溢,太干又容易脱落,一般以药糊为稠厚状有一定的黏性为度。

(4)重视不良反应:一些刺激性较大或辛辣性的药物对皮肤有一定的刺激作用,可引起局部皮肤红肿、发痒、疼痛、起疱等不良反应;有些患者敷药后还可出现皮肤过敏等现象,还有些患者对胶布或伤湿止痛膏过敏。对这些患者应及时予以对症处理,或改用其他治疗方法。敷贴部位皮肤有破损者及伴有其他重病者,不宜采用敷贴疗法。

28. 耳针能治疗失眠吗

耳为宗脉之所聚,十二经脉皆上通于耳,全身各脏腑也都与耳有紧密的联系,当人体内脏或躯体发生病变时,在耳郭相应的部位常出现"阳性反应点",这些反应点又叫刺激点、压痛点、敏感点等,针灸学称之为"耳穴"。

耳穴在耳郭上的分布,恰似子宫内一个倒置的胎儿,头部向下,臀部向上,其分布规律是与头部相应的穴位在耳垂或耳垂附近,与上肢相应的穴位在耳舟部,与躯干或下肢相应的穴位在对耳轮或对耳轮的上下角,与内脏相应的穴位多集中在耳甲艇或耳甲腔,与消化道相应的穴位则在耳轮脚周围环形排列。

　　耳穴不仅可以作为诊断疾病的方法,而且还可以通过对耳穴的刺激以达到治疗疾病的目的。通过刺激耳穴以治疗疾病的方法称之为耳穴疗法,有耳穴按摩、耳穴针刺、耳穴贴压、耳穴温灸等,其中尤以耳穴针刺(简称耳针)和耳穴贴压(简称耳压)应用较为普遍。耳针疗法就是在耳郭上一定部位(穴位)进行针刺以达到治疗疾病目的的一种独特治病方法。

　　耳针疗法确实能治疗失眠。失眠患者通过选择性地针刺耳部穴位,能疏通经络气血,改善脏腑功能,恢复机体阴阳平衡,有效缓解头晕头痛、心烦急躁、神疲乏力等自觉症状,达到改善睡眠,促进失眠逐渐康复的目的。

29. 耳压治疗失眠有何作用

　　耳压是在耳针疗法的基础上发展起来的,它是通过在耳部穴位上压贴小颗粒的植物种子或具有一定形状和质地的药物颗粒及制品,并给予适度的揉、按、捏、压,使其产生酸、麻、胀、痛等刺激,以达到治病保健目的的一种防病治病方法。耳压疗法方法简便,行之有效,适应证广泛,不需要耗费过多的精力,不增加患者的经济负担,也不会产生明显的不良反应,老少皆宜,所以深受人们的欢迎。

　　人在睡眠正常的情况下,保持着阴阳相对平衡的状态。当有导致失眠的原因作祟,如阴虚火旺、痰热内扰、心脾两虚等,均可致使阴阳失衡,气血失和,脏腑功能紊乱,而出现失眠。耳压疗法治疗失眠,主要在于调节阴阳,使机体归于"阴平阳秘",调节脏腑经络气血,祛除致病因素,恢复脏腑功能,从而达到改善睡眠的目的。现代医学认为,耳压对耳穴的刺激,通过神经传导到大脑皮质的相应区域,从而减弱或抑制原有的病理兴奋灶,改善大脑的功能活动,使兴奋和抑制趋于平衡,使大脑处于最佳的入静状态,这对于帮助入睡、纠正失眠大有益处。耳压能对人体器官起到综合调整作用,可通过多种途径达到治疗失眠的目的。

应用耳压疗法治疗失眠,简便易行,疗效可靠,患者乐于接受,所以在失眠的治疗中,耳压疗法往往是医生建议首先采用的一项重要治疗措施。

30. 如何进行耳针治疗操作

(1)寻找耳穴:根据病情的需要确定耳穴处方,在选用的穴区内寻找反应点(耳穴)。寻找的方法,可用探针、火柴头、针柄按压,其有压痛部位即是所要找的耳穴。也可用测定耳郭皮肤电阻(耳穴探测仪)的方法,其皮肤电阻降低,导电量明显增高者即为所要针刺的耳穴。

(2)常规消毒:在进行耳针治疗前,应对耳部皮肤、所有治疗用具,以及施术者的双手进行常规消毒,以预防交叉感染及耳部感染发生。可用75%酒精消毒,也可用碘伏等消毒。

(3)针刺方法:根据需要选用0.5寸短柄毫针进行针刺,进针时以左手固定耳部,右手进针。进针深度以穿破软骨但不透过对侧皮肤为度。多数患者针刺后局部有疼痛或热胀感,亦有少数人在酸、重感受,甚至有特殊之凉、麻、热等感觉沿着经络路线放射传导,一般有这些感觉者疗效较好。除用短毫针针刺治疗外,也可结合应用电针或用特定之图钉形撳针进行埋针治疗。

(4)留针出针:毫针一般留针 20～30 分钟,留针期间可间隔捻针。出针后用消毒干棉球压迫针孔,防止出血,并注意再涂酒精或碘伏消毒,以预防感染。

(5)针刺疗程:一般每日或隔日治疗 1 次,连续治疗 10次为 1 个疗程,然后休息数日,再进行下一个疗程。

31. 如何进行耳压治疗操作

(1)选取压料:在进行耳穴贴压前,应先选取好耳穴贴压的材料。耳穴贴压的材料包括压穴材料,75％酒精或碘伏棉球,消毒干棉球,无钩镊,探棒,胶布,贴穴板等。常用的压穴材料有王不留行、绿豆、白芥子、油菜子、冰片、决明子、菟丝子、磁珠等,临床中可根据具体情况选择应用。

(2)贴前准备:首先选择好压穴的材料,如果选用的是植物种子,应先洗净,晒干后置于瓶中备用。用时将植物种子或药丸置于贴穴板各小方格中央凹陷内,平盖上胶布贴紧,再用刀片沿格间沟将胶布切割成果 0.5 厘米×0.5 厘米的小方块备用。也可直接将压丸置于剪好的 0.5～0.8 厘米大小的小方块胶布的正中。

(3)操作方法:先用 75％酒精或碘伏棉球擦洗耳郭以消毒,再用消毒棉球擦干,继而在耳郭前面、背面,自上而下全面按揉 3～5 次(注意操作者的双手也应消毒),以疏通耳郭腧穴经气。接着寻找出所需要的耳穴,寻找的方法可用探针、火柴头、针柄按压,也可用耳穴探测仪检测。穴位选好后,用小镊子夹起粘有压丸的胶布,贴于选定的耳穴处,四周粘紧,也可在耳郭背部相应部位对贴。每次贴压保留 3～7

日,贴压期间每日按压 3～5 次,每次按压 3～5 分钟,每次每穴按压 10～15 下,按压时以出现局部酸、胀、麻、痛感为宜。

32. 治疗失眠常用的耳针处方有哪些

处 方 1

取穴:肝、心、脾、皮质下、神经衰弱点。

操作:找到所选取的耳穴肝、心、脾、皮质下、神经衰弱点的位置,常规消毒后,左手固定耳郭,右手用镊子夹着图钉形揿针的针柄,对准穴位刺入,然后用胶布固定。每次埋针宜留针 2～3 日,两耳穴位轮换埋针,5～7 次为 1 个疗程。

适应证:心烦失眠,对神经衰弱之失眠效果较好。

处 方 2

取穴:神门、心、皮质下、内分泌、交感。

操作:找到所选取的耳穴神门、心、皮质下、内分泌、交感的位置,常规消毒后,左手固定耳郭,右手持 0.5 寸短柄毫针进行针刺,深度以穿破软骨但不透过对侧皮肤为度,针刺得气后留针 10～30 分钟。每日针刺 1 次,每周治疗 5 次,两耳穴位轮换针刺,10 次为 1 个疗程。

适应证:心烦失眠,心悸健忘。

处 方 3

取穴:内分泌、交感、神门、神经衰弱点。

操作:找到所选取的耳穴内分泌、交感、神门、神经衰弱点的位置,常规消毒后,左手固定耳郭,右手持 0.5 寸短柄毫针进行针刺,深度以穿破软骨但不透过对侧皮肤为度,针刺得气后留针 10～30 分钟。每日针刺 1 次,每周治疗 5 次,两耳穴位轮换针刺,10 次为 1 个疗程。

适应证:对神经衰弱之失眠效果较好。

处 方 4

取穴:交感、神门、脑干、皮质下,内分泌、神经衰弱点、脑。

操作:找到所选取的耳穴交感、神门、脑干、皮质下,内分泌、神经衰弱点、脑的位置,常规消毒后,左手固定耳郭,右手用镊子夹着图钉形揿针的针柄,对准穴位刺入,然后用胶布固定。每次埋针宜留针 2～3 日,两耳穴位轮换埋针,5～7 次为 1 个疗程。

适应证:失眠。

处 方 5

取穴:神门、心、交感。

操作:找到所选取的耳穴神门、心、交感的位置,常规消毒后,左手固定耳郭,右手用镊子夹着图钉形揿针的针柄,对准穴位刺入,然后用胶布固定。每次埋针宜留针 2～3 日,两耳穴位轮换埋针,5～7 次为 1 个疗程。

适应证:心脾两虚型失眠。

处 方 6

取穴:皮质下、肾上腺、神门、心。

操作:找到所选取的耳穴皮质下、肾上腺、神门、心的位置,常规消毒后,左手固定耳郭,右手持 0.5 寸短柄毫针进行针刺,深度以穿破软骨但不透过对侧皮肤为度,针刺得气后留针 10～30 分钟。通常每日针刺 1 次,每周治疗 5 次,两耳穴位轮换针刺,10 次为 1 个疗程。

适应证:失眠。

处 方 7

取穴:肝、心、脾、皮质下。

操作:找到所选取的耳穴肝、心、脾、皮质下的位置,常规消毒后,左手固定耳郭,右手持 0.5 寸短柄毫针进行针刺,深度以穿破软骨但不透过对侧皮肤为度,针刺得气后留针 10～30 分钟。每日针刺 1 次,每周治疗 5 次,两耳穴位轮换针刺,10 次为 1 个疗程。

适应证:对妇女绝经期失眠效果尤好。

处 方 8

取穴:内分泌、皮质下、肾上腺、神门、肾、脑。

操作:找到所选取的耳穴内分泌、皮质下、肾上腺、神门、肾、脑的位置,常规消毒后,左手固定耳郭,右手用镊子夹着图钉形揿针的针柄,对准穴位刺入,然后用胶布固定。每次埋针宜留针 2～3 日,两耳穴位轮换埋针,5～7 次为 1 个疗程。

适应证:对中医辨证属肾虚型者尤为适宜。

处 方 9

取穴:肾、心、内分泌、神门、肝阳、降压沟、上耳背。

操作:找到所选取的耳穴肾、心、内分泌、神门、肝阳、降压沟、上耳背的位置,常规消毒后,左手固定耳郭,右手持 0.5 寸短柄毫针进行针刺,深度以穿破软骨但不透过对侧皮肤为度,针刺得气后留针 10～30 分钟。每日针刺 1 次,每周治疗 5 次,两耳穴位轮换针刺,10 次为 1 个疗程。

适应证:高血压失眠。

处 方 10

取穴:内分泌、神门、枕、颈、脑、颈椎。

操作:找到所选取的耳穴内分泌、神门、枕、颈、脑、颈椎的位置,常规消毒后,左手固定耳郭,右手持 0.5 寸短柄毫针进行针刺,深度以穿破软骨但不透过对侧皮肤为度,针刺得气后留针 10~30 分钟。每日针刺 1 次,每周治疗 5 次,两耳穴位轮换针刺,10 次为 1 个疗程。

适应证:颈椎病引起的失眠。

33. 治疗失眠常用的耳压处方有哪些

处方 1

取穴:心、肾、神经衰弱点。

操作:先用 75%酒精棉球擦洗耳郭以消毒,再用消毒棉球擦干,继而在耳郭前面、背面自上而下全面按揉 3~5 遍,以疏通耳郭腧穴经气。找到所选取的心穴、肾穴、神经衰弱点的位置,用 0.5 厘米×0.5 厘米大小的胶布,把王不留行分别贴压于心、肾、神经衰弱点上。两耳穴位交替贴压,隔日更换 1 次,10 次为 1 个疗程。贴压期间每日自行按捏穴位 3~5 遍,每次以使耳穴局部有酸胀感为度。

适应证:神经衰弱失眠。

处方 2

取穴:交感、神门、镇静。

操作:耳部常规消毒后,用 0.5 厘米×0.5 厘米大小的胶布,把王不留行分别贴压于交感、神门、镇静穴上。两耳穴位交替贴压,隔日更换 1 次,10 次为 1 个疗程。贴压期间每日自行按捏穴位 3~5 次,每次以使耳穴局部有酸胀感为度。

适应证:心肾不交型失眠。

处方 3

取穴:神门、交感、心、脾、皮质下、内分泌、枕。

操作:先用 75%酒精棉球对耳郭进行消毒,把胶布剪成约 0.4 厘米×0.4 厘米大小的胶布块,再把白芥子放在小胶布块中央,然后用探棒按压所取穴位,找到敏感点,将贴有白芥子的胶布贴于其点进行按压,刺激强度以患者感觉酸胀、发热、能耐受为度。每日按压 3～5 次,睡前 30 分钟必须按压 1 次,每次只贴一侧耳穴,两耳交替进行,隔日更换 1 次,10 次为 1 个疗程,休息 3 日后再行第二个疗程。

适应证:失眠

处方 4

取穴:烦点、失眠。

操作:耳部常规消毒后,用 0.5 厘米×0.5 厘米大小的胶布,把王不留行分别贴压于烦点、失眠穴上。两耳穴位交替贴压,隔日更换 1 次,10 次为 1 个疗程。贴压期间每日自行按捏穴位 3～5 次,每次以使耳穴局部有酸胀感为度。

适应证:失眠。

处方 5

取穴:失眠。

操作:将酸枣仁用开水浸泡,去皮,分成两半,备用。耳部常规消毒后,用 1 厘米×1 厘米大小的胶布,将剖开的酸枣仁(酸枣仁的剖面置于胶布上,光滑面对准贴压的耳穴处)贴于失眠穴上。两耳同时贴压,3～5 日更换 1 次,4 次为 1 个疗程。贴压期间每晚睡觉前按揉穴位 1 次,每次按揉 2～3 分钟。

适应证:失眠。

处方 6

取穴:神门、心、交感、皮质下、神经衰弱区、垂前、脑干、枕。心脾两虚型,加脾穴;阴虚火旺型,加肾穴,伴有便秘者,以肺穴代替肾穴;胃腑不和者,加胃穴;肝火上扰者加肝穴。

操作:治疗前用左手轻扶耳背,仔细观察要贴压穴位的位置有无变化(如红点紫斑、隆起、血管充盈等),之后用探棒或针柄在选定的穴位区找出敏感点,再用75%酒精棉球消毒穴区,待皮肤干燥后,将磁珠放置在0.5厘米×0.5厘米大小的消炎止痛膏正中贴于所选的穴位上。3～5日更换1次,嘱其每日按压3～4次,每次按压30秒钟左右,使其有胀、麻、痛、酸及耳郭发热等感觉,以加强耳穴区刺激量。更换贴压5次为1个疗程,疗程间休息1周。

适应证:失眠。

处方 7

取穴:心、镇静。

操作:耳部常规消毒后,用0.5厘米×0.5厘米大小的胶布,把王不留行分别贴压于心、镇静穴上。两耳穴位交替贴压,隔日更换1次,10次为1个疗程。贴压期间每日午睡前及晚间睡觉前各按压穴位1次,每次3～5分钟,以使局部有酸胀感为度。

适应证:失眠。

处方 8

取穴:心、肾、神门。

操作:耳部常规消毒后,用0.5厘米×0.5厘米大小的麝香止痛膏,把王不留行分别贴压于上述耳穴上。两耳穴位交替贴压,3日更换1次,6~8次为1个疗程。贴压期间每日自行按揉穴位3~5次,每次以使耳穴局部有酸胀发热感为度。

适应证:失眠。

处 方 9

取穴:心、神门、皮质下。肝郁化火者,加肝穴;心脾两虚者,加脾穴;肝肾两虚者,加肝穴、肾穴;更年期综合征者,加肝穴、肾穴、内分泌穴。

操作:耳郭用75%酒精常规消毒后,用探针找出敏感点并标记,再将王不留行固定在0.5厘米×0.5厘米大小的脱敏胶布中心,用止血钳夹住胶布使王不留行对准标记的耳穴贴上。嘱患者每日按压3~5次,每次按压1~3分钟,以使局部产生酸、麻、胀痛或耳郭发热为佳,注意睡前多按压。3~5日更换1次,天凉时可以1周更换1次,两耳交替贴压,6次为1个疗程。

适应证:失眠。

处 方 10

取穴:神门、皮质下、心、脾、肾、脑点、脑干、交感、枕、额、失眠。肝阳上亢者,加三焦穴;心胆气怯者,加肝穴;胃中不和者,加胃穴;痰热内扰者,加肺穴;患有冠心病者,加心脏点、肾上腺穴;慢性气管炎者,加肺穴、平喘穴、肾上腺穴;慢性肠炎者,加胃穴、腹穴;慢性胆囊炎、胆结石者,加腹外穴、胃穴、胰穴、胆穴、排石点;高血压者,加降压沟、降压点。

操作:先用75%酒精棉球对耳郭进行常规消毒,再对耳郭表面进行按摩,以局部变红为限,然后将胶布剪成0.7厘米×0.7厘米大小并粘上王不留行贴于所选穴位上,其顺序为自上而下,逢外而内,每次只贴一侧耳郭,隔日1次,两耳交替,5次为1个疗程。首次治疗男性先压左耳,女性先压右耳。

适应证:失眠。

处 方 11

取穴:神门、交感、内分泌、皮质下、心、肝、胆、脾、胃、肾。

操作:先用探棒按压所取穴位,找出敏感点,将耳郭常规消毒,把王不留行粘于剪好的0.5厘米×0.5厘米大小的医用胶布中央,贴压在所取耳穴上,按压刺激强度以患者感酸胀、麻木、灼热、能耐受为度。两耳交替使用,每3日换贴1次,并嘱患者每日按压穴位数次(不少于3次),每日睡前30分钟必须按压1次。

适应证:失眠。

处 方 12

取穴:神经衰弱点。

操作:耳部常规消毒后,用0.8厘米×0.8厘米大小的胶布,将王不留行贴于神经衰弱点上,按揉约1分钟。两耳穴位交替贴压,每3日更换1次,每晚睡前按揉3～5分钟,4次为1个疗程。

适应证:神经衰弱,失眠心烦。

处 方 13

取穴:皮质下、镇静。

操作:将酸枣仁用开水浸泡,去皮,分成两半,备用。耳部常规消毒后,用1厘米×1厘米大小的胶布,将剖开的酸枣仁(酸枣仁的剖面置于胶布上,光滑面对准贴压的耳穴处)贴于皮质下、镇静穴上。两耳穴位交替贴压,5日更换1次,4次为1个疗程。贴压期间每日早晚各按揉耳穴1次,每次按压2～3分钟。

适应证:失眠。

处 方 14

取穴:心、神门。

操作:耳部常规消毒后,用0.5厘米×0.5厘米大小的胶布,把王不留行分别贴压于耳穴之心、神门上。两耳穴位同时贴压,每日更换1次,7次为1个疗程,休息1周后可进行下1个疗程。贴压期间每日自行按压穴位3～5次,每次每穴按压1分钟,睡前必须按压1次。并用双手搓揉双耳,以充血发热为度。

适应证:神经衰弱,失眠。

处 方 15

取穴:失眠、神经衰弱点。

操作:耳部常规消毒后,用0.5厘米×0.5厘米大小的胶布,把王不留行分别贴压于失眠、神经衰弱点上。两耳穴位交替贴压,3日更换1次,10次为1个疗程。贴压期间每日揉捏穴位3～5次,尤其在睡前30分钟必须进行揉捏,每次1～3分钟。

适应证:神经衰弱,失眠

处 方 16

取穴:镇静。

操作:耳部常规消毒后,用0.5厘米×0.5厘米大小的胶布,将王不留行固定于镇静穴上。两耳穴位交替贴压,隔日更换 1 次,10 次为 1 个疗程。贴压期间每日午睡前及晚间睡觉前各按压耳穴 1 次,每次按压 3～5 分钟,以使耳穴部位有酸胀感为度。

适应证:失眠。

处 方 17

取穴:烦点。

操作:耳部常规消毒后,用 0.5 厘米×0.5 厘米大小的胶布,把王不留行分别贴压于烦点上。两耳穴位交替贴压,隔日更换 1 次,10 次为 1 个疗程。贴压期间每日午睡前及晚睡前各按压穴位 1 次,每次 3～5 分钟,以使局部有酸胀感为度。

适应证:失眠心烦。

处 方 18

取穴:镇静、烦点。

操作:耳部常规消毒后,用 0.5 厘米×0.5 厘米大小的胶布,把王不留行分别贴压于镇静、烦点穴上。两耳穴位交替贴压,隔日更换 1 次,10 次为 1 个疗程。贴压期间每日自行按压穴位 3～5 次,每次以使耳穴局部有酸胀感为度。

适应证:失眠。

处 方 19

取穴:主穴取神门、枕、心。头痛头晕者,加内分泌、肝;耳鸣、记忆力减退者,加肾、脑点;倦怠疲乏者,加脾、胃。

操作:选准穴位,耳郭常规消毒,用 0.6 厘米×0.6 厘米大小的麝香止痛膏将王不留行固定于耳穴上,每次主穴必用,配穴辨证选用。压丸 2 日更换 1 次,两耳交替。每日按压 3～4 次,每次按压 5～10 分钟,以耳郭发红为度,其中每晚睡觉前必须按压 1 次,贴压 30 日为 1 个疗程。治疗期间停服其他镇静安神药物。

适应证:顽固性失眠。

处 方 20

取穴:神门、心、皮质下、枕。

操作:用 75％酒精耳郭常规消毒,再用探棒在选定穴位处按压寻找敏感点,之后将王不留行粘贴在 0.6 厘米×0.6 厘米大小的胶布中央,贴于选取的穴位处。嘱患者每日自行按压 3～5 次,尤其夜晚睡觉前 30 分钟要按压 1 次,以耳郭发热微痛为度,每隔 3 日更换 1 次,6 次为 1 个疗程。

适应证:失眠。

34. 应用耳针耳压治疗失眠应注意什么

耳针耳压疗法治疗失眠虽然方法简单易行,但若使用不当,不仅会影响疗效,还可引发不良反应。为了保证耳针耳压治疗的安全有效,在使用耳针耳压疗法治疗失眠时,应注意以下几点。

(1)注意常规清洁消毒:在进行耳针耳压治疗时,应对耳郭皮肤、所用治疗针具、压料,以及施术者的双手进行常规消毒,以预防交叉感染及耳部感染的发生。如耳部出现感染者,应及时进行对症处理。

(2)恰当选取耳部穴位:应用耳针耳压疗法治疗失眠时,要结合耳穴的功能及主治病证等,选择适当的耳穴进行针刺或贴压治疗。在耳穴处方确定后,可用探针、火柴头、针柄等,在选用的穴区内寻找反应点(压痛点)。

(3)注意耳穴治疗禁忌:耳针耳压疗法安全有效,并无绝对禁忌证,但对过度疲劳、衰弱、极度紧张、敏感、老年体弱者,以及孕妇特别是有习惯性流产史的孕妇等,禁用耳针耳压疗法。耳部有炎症及冬季有冻疮者,均不宜采用耳针耳压疗法。对胶布、麝香止痛膏等贴用材料过敏者,也不宜用耳针耳压疗法。

(4)耳压者宜定时刺激:应用耳压疗法治疗者,在贴压耳穴期间应每日定时按压耳穴,要求手法轻柔、适度,节律均匀,按压后以有酸、麻、胀、痛、灼热的感觉为宜,严防手法力度过重损伤耳部皮肤。注意在晚间睡觉前30分钟按压耳穴1次,以提高疗效。

(5)注意防晕针:耳针疗法虽然刺激较轻,但也可发生晕针,所以应注意晕针的预防和处理。初次接受耳针治疗和精神紧张者,应先做好思想工作,消除顾虑,正确选择舒适持久的体位(尽可能采取卧位),取穴不宜太多,手法不宜过重,过度饥饿、疲劳者不予针刺,一旦出现晕针,应及早进行处理。

(6)注意配合其他疗法:耳针耳压疗法的作用有限,在应用耳针耳压疗法治疗的同时,应注意与药物治疗、按摩治疗,以及饮食调理、起居调摄等治疗调养手段配合,以提高临床疗效。另外,注意晚饭后不饮浓茶、咖啡、酒类,按时睡眠,睡前排除一切杂念等,对改善睡眠大有帮助。

35. 药枕疗法调治失眠有何作用

药枕疗法就是指将具有芳香开窍、活血通脉、镇静安神、调和阴阳、调养脏腑、疏通经络等作用的中药,经过加工处理或炮制以后,装入枕芯之中,或直接做成薄型的药袋置于普通的枕头上,在睡眠时枕用,以达到防治疾病、延年益寿目的的一种独特防病治病方法。

中医学认为,"脑为髓之海""头为精明之府",十二经脉、三百六十五络的气血皆上聚于头部,头与全身紧密相连。颈项部是药枕疗法的主要施治部位,不仅大部分经络在颈项部循环、经过,而且还有许多腧穴在此处分布,头是一个相对独立的人体全息胚,同时颈项部也是血管、神经分布极其丰富的部位。药枕疗法借助于人体头颈部与药枕的长时间接触,通过药物和机械等多种刺激,使经络疏通,气血流畅,脏腑功能协调,神经内分泌功能得到调整,从而起到治疗保健作用。

临床观察证实,药枕对失眠有肯定的治疗作用,失眠患者使用药枕后,头痛头晕、耳鸣健忘、心烦急躁、多梦易醒等症状有不同程度的缓解,其睡眠改善率在 90％以上。药枕疗法主要通过药物的作用、机械刺激及心理调节作用等,达到改善睡眠的目的。药枕中的芳香挥发、磁性成分的药物,借助人体头部与药枕的长时间接触,可通过皮肤、呼吸道进入人体,渗入血脉之中,同时刺激头经营部的穴位,通过经络的传导作用,调理气血,调整脏腑功能,达到养血健脑,安神定志,改善睡眠,缓解头晕头痛、心烦急躁等症状,祛病延年的目的。药枕中的许多药物含有大量挥发油或磁性成分,可直接作用于局部地区皮肤黏膜,起到消炎杀菌、镇静镇痛、活血化瘀等作用。药枕疗法可使就寝的枕具、气味等局部小环境发生改变,从而使患者的身心状态产生一些变化,起到良好的心理调节作用,使精神放松,情绪稳定,有利于缓解头晕头痛、心烦急躁等症状,改善睡眠。此外,合适的药枕在使用时可使头和颈部与枕头接触面较大,体重的支撑比较平均,压力的分散也就均匀,机体得以充分放松,这也有利于使患者睡得舒适,睡眠得以改善。

现代研究表明,通过药物的作用及局部的刺激等,可刺激头颈部的皮肤感受器、血管和神经,调整其抑制和兴奋过程,调节血管及神经内分泌功能,促进5-羟色胺的分泌与合成,起到催眠作用。

36. 调治失眠常用的药枕有哪些

(1)归芪枕

原料:当归、黄芪各1 200克,甘松、白芍、茯苓、生地黄各500克,葛根100克,大枣200克。

制作:将上述药物分别烘干,研为粗末,混匀后用纱布包裹缝好,装入枕芯,制成药枕。

功效:补益气血,宁心安神。

适应证:气血亏虚型失眠。

(2)安神枕

原料:生磁石、生铁落、海蛤壳各1 000克,远志600克,石菖蒲400克。

制作:将生磁石、生铁落、分别打碎,海蛤壳、远志、石菖蒲分别烘干,之后研为粗末,混匀后用纱布包裹缝好,装入枕芯,制成药枕。

功效:镇惊安神。

适应证:心胆气虚型失眠。

(3)益神枕

原料:绿豆叶、橘叶、龙胆草、桑叶、地骨皮、菊花、决明子各150克。

制作:将上述药物分别晒干或烘干,研干为粗末,混匀后用纱布包裹缝好,装入枕芯,制成药枕。

功效:清肝泻热,养阴安神。

适应证:肝郁化火型、阴虚火旺型失眠。

(4)神衰药枕

原料:白芷、川芎、当归各200克,薄荷50克,羌活、独活、黄芪、党参、熟地黄各300克,三七、补骨脂、川楝子各100克。

制作:将上述药物分别烘干,研为粗末,混匀后用纱布包裹缝好,装入枕芯,制成神衰药枕。

功效:疏肝理气镇痛,益气养血安神。

适应证:神经衰弱引起的失眠。

(5)黑豆药枕

原料:黑豆适量。

制作:将黑豆晒干,纳入枕芯,制成黑豆保健药枕。

功效:补肾,安神,助眠。

适应证:各种肾虚型失眠。

(6)蚕沙药枕

原料:蚕沙适量。

制作:将蚕沙清理干净,研为粗末,装入枕芯,外用枕套,制成蚕沙药枕。

功效:安神助眠。

适应证:各种失眠。

(7)荞麦皮枕

原料:荞麦皮适量。

制作:将荞麦皮淘洗干净,晒干,装入枕芯,制成荞麦皮枕。

功效:清热,安神,助眠。

适应证:各种失眠,对以心烦失眠为主要表现者效果尤好。

(8)决明药枕

原料:决明子、石决明各1500克。

制作:将决明子、石决明洗净,晒干,共研为粗末,装入枕芯,制成药枕。

功效:平肝潜阳,镇静安神。

适应证:肝阳亢盛型失眠。

(9)大豆保健枕

原料:大豆适量。

制作:将大豆晒干,纳入枕芯,制成大豆保健药枕。

功效:安神助眠。

适应证:各种失眠。

(10)当归黑豆枕

原料:当归750克,黑豆1000克。

制作:将当归晒干,粉为粗末,与干黑豆充分混合,用纱布包裹缝好,装入枕芯,制成药枕。

功效:补肾益精,补血活血,养心安神。

适应证:心脾两虚型、心胆气虚型失眠。

(11)黑豆绿豆枕

原料:黑豆、绿豆各等份。

制作:将黑豆、绿豆分别晒干,充分混合,用纱布包裹缝好,装入枕芯,制成黑豆绿豆枕。

功效:补肾益精,清热除烦,养心安神。

适应证:各种失眠。

(12)杞子芝麻枕

原料:枸杞子750克,芝麻500克。

制作:将枸杞子、芝麻分别晒干,混匀后装入布袋中,装入枕芯,制成杞子芝麻枕。

功效:滋补肝肾,养血安神。

适应证:对肝肾阴虚型、心脾两虚型、心肾不交型失眠者尤为适宜。

(13)绿豆菊花枕

原料:绿豆500克,菊花250克。

制作:先将绿豆晒干,研为粗末,再与晒干、搓碎的菊花混匀,用纱布包裹缝好,制成薄型枕芯,与普通枕芯配合使用。

功效:疏风清热,平肝安神。

适应证:肝郁化火型、心肝火旺型失眠。

(14)牡丹皮枸杞枕

原料:牡丹皮150克,枸杞子200克。

制作:将牡丹皮晒干,粉为粗末,与晒干的枸杞子充分混合,用纱布包裹缝好,制成薄型枕芯,与普通枕芯配合使用。

功效:滋补肝肾,清热养阴,活血化瘀。

适应证:肝肾阴虚型、阴虚火旺型、心肾不交型失眠。

(15)决明清肝枕

原料:决明子、菊花各1 000克。

制作:将决明子、菊花分别晒干或烘干,混匀后用纱布包裹缝好,装入枕芯,制成药枕。

功效:清肝泻火,养心安神。

适应证:阴虚火旺型失眠。

(16)清肝桑菊枕

原料:冬桑叶、杭菊花、野菊花、辛夷各 500 克,薄荷 200 克,红花 100 克,冰片 50 克。

制作:将冬桑叶、杭菊花、野菊花、辛夷、薄荷、红花分别晒干,研为粗末,再与冰片充分混合,用纱布包裹缝好,装入枕芯,制成药枕。

功效:平肝潜阳,疏风散热,消肿解毒,活血祛风,安神益智。

适应证:神经衰弱,失眠,眩晕,高血压等。

(17)当归白芍枕

原料:当归、白芍各 900 克,薄荷、甘草各 100 克。

制作:将上述药物分别烘干,研为粗末,混匀后用纱布包裹缝好,装入枕芯,制成药枕。

功效:养阴柔肝,宁心安神。

适应证:精神、神经疾病引起的失眠。

(18)荆芥防风枕

原料:荆芥、防风、钩藤、夏枯草、牛膝、菊花、桑叶各 250 克。

制作:先将荆芥、防风、钩藤、牛膝烘干后研为粗末,再与晒干的夏枯草、菊花、桑叶充分混合,之后用纱布包裹缝好,装入枕芯,制成药枕。

功效:平肝清热安神。

适应证:高血压失眠。

（19）磁石黑豆枕

原料：黑豆1 800克,磁石200克。

制作：将磁石打碎如高粱米粒大小,与晒干的黑豆混匀后,一同装入枕芯,制成药枕。

功效：养心安神,宁心定志。

适应证：肝肾阴虚型、阴虚火旺型失眠。

（20）花草麦皮枕

原料：金银花、白菊花、玫瑰花、夏枯草、龙胆草、合欢皮、陈皮、连翘、木香、甘草各30克,荞麦皮2 000克。

制作：将上述药物烘干,共研为碎末,用双层纱布制成的扁平小袋包装,置于荞麦皮枕芯中,制成药枕。

功效：清热解毒,宽胸理气,镇静安神。

适应证：失眠。

37. 应用药枕调治失眠应注意什么

药枕疗法是深受失眠患者欢迎的自我调治方法之一,为了使之能达到应有的治疗保健效果,避免不良反应发生,在应用药枕疗法调治失眠时,除应注意药物的选择及加工处理、药枕的制作方法外,还应做到正确地使用药枕。

（1）辨证选用药枕：不同的药枕有不同的使用范围,要根据中医辨证结果正确选择药枕,不能不加分析地乱用。虽然药枕疗法无特殊禁忌证,无明显不良反应,老少皆宜,但若使用不当,不仅难以达到应有的疗效,还会给身体造成不适,因此应在医生的指导下正确使用药枕。对药物过敏者禁用药枕疗法,孕妇禁用辛香、活血、通络之药物。

（2）注意枕用时间：药枕的枕用时间应适当,药枕是通过睡觉时枕用以达到防治疾病目的的,一般每日至少要枕用6小时以上。由于药枕疗法显效较慢,常需数日或更长的时间方能见效,所以使用药枕不能急于求成,要有耐心,做到持之以恒,缓图以功。

(3)处理各种不适:使用药枕后若出现头晕头痛、恶心呕吐、荨麻疹、皮肤潮红发痒等症状,应停止使用,必要时给予对症处理。孕妇则应禁止使用辛香活血通经之药物。为了减少药枕疗法引起的口、鼻、咽干燥,口渴欲饮等症状,最好在每次枕用前饮1小杯温开水,并在白天适当增加一些饮水量。

(4)定期更换药物:注意保持药枕干燥、清洁,每夜枕用后应用塑料袋装好密封存放,防止有效成分散发,并置于阴凉干燥处存放,以防霉变。一般药枕使用2~3周后,应置于阳光下晾晒1次(1小时左右),以保持枕形及药物的干燥度。

(5)配合其他治法:药枕虽好,但其作用有限,在应用药枕疗法的同时,还应注意与药物、针灸、按摩、运动等治疗方法配合,并注意饮食调理、情志调节及起居调摄,以发挥综合治疗的优势,提高临床疗效。

38. 按摩治疗失眠有何作用

按摩又称推拿,是通过按、压、拿、摩等手法作用于人体体表的特定穴位或部位,给机体一定的良性刺激,以调节人体的生理、病理状态,达到防病治病目的的一种传统治疗手段,也是中医独具特色的治疗方法之一。

按摩治病在我国已有悠久的历史,由于方法简便,行之有效,适应证广泛,不需要耗费过度的精力,不增加患者的经济负担,也不会产生明显的不良反应,可随时随地来做,老少皆宜,所以深受人们的欢迎。随着研究的不断深入,按摩的应用范围日益扩大,按摩的方法不断变换增多,近年更有高级电子按摩器、多功能按摩器等新的按摩器具不断涌现。现今,按摩不仅是中医治疗疾病的常用方法,也是现代家庭用以解除疲劳、缓解病痛和保健强身的重要手段,更是一种享受。

按摩具有较好的通经络、行气血、舒筋骨、调脏腑等作用。按摩运用各种手法给人体一定的良性刺激,以力的形式直接作用于皮肤、皮下组织及肌肉、肌腱等,可改善皮肤、肌肉的血液循环,促进组织器官的新陈代谢,调节神经系统功能,调节大脑和内脏器官的生理活动,缓解中枢神经系统的紧张。在轻松自然的揉按中,使大脑皮质的兴奋和抑制达到平衡,大脑的紧张和疲劳得以解除,头晕头痛、烦躁不安、周身不适,以及情绪波动等得以缓解,从而达到改善睡眠,纠正失眠的目的。按摩的过程是轻松舒适的,治疗失眠的疗效是显著的,所以很多失眠患者愿意接受这种治疗。

39. 按摩治疗失眠应注意什么

按摩疗法轻松舒适,不需耗费过度的精力,不增加患者的经济负担,治疗失眠行之有效,所以深受失眠患者的欢迎。当然,若使用不当,不仅难以达到应有的治疗保健效果,还会对人体造成伤害。为了获得满意的疗效,避免意外事故发生,在应用按摩疗法治疗失眠时,应注意以下几点。

(1)选择适宜环境和体位:在实施按摩疗法治疗失眠时,

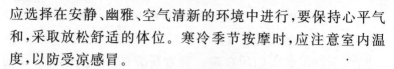

应选择在安静、幽雅、空气清新的环境中进行,要保持心平气和,采取放松舒适的体位。寒冷季节按摩时,应注意室内温度,以防受凉感冒。

(2)注意采用适宜手法:应用按摩疗法治疗失眠应根据病情辨证论治,按补泻的不同正确施用手法,切不可不加分析地乱用。要根据不同的要求选用不同的手法,同时手法应力求轻柔和缓,动作宜轻、慢,节律要均匀,保持适宜的用力强度,用力不宜过大,切忌用重力或蛮力。自我按摩应在医生的指导下,在了解注意事项并掌握操作要领后进行。

(3)注意按摩的禁忌证:对一般的失眠患者而言,均可采用按摩疗法进行调治,但按摩也有其禁忌证。通常情况下,严重内科疾病(如有严重心、脑、肺疾病等)应慎用或禁用按摩疗法;传染病(如肝炎、结核等),或某些感染性疾病(如丹毒、骨髓炎等),禁用按摩疗法;恶性肿瘤、伴有出血倾向的血液病患者也禁用按摩治疗;皮肤病患者、妊娠期妇女等也不宜应用按摩疗法。此外,年老体弱、久病体虚,以及过饥过饱、酒醉之后,均不宜用按摩疗法。

(4)按摩做到持之以恒:按摩疗法治疗失眠要做到持之以恒,保证按摩治疗的连续性,切忌三天打鱼,两天晒网。只有坚持不懈地治疗,才能达到改善睡眠,逐步减轻直至消除头晕头痛、心烦急躁等自觉症状,促进失眠患者逐渐康复的目的。

(5)注意与其他疗法配合:按摩疗法虽然安全有效,但其作用相对较弱,取效较慢,为了提高临床疗效,在应用按摩治疗的同时,还应注意与药物、针灸、运动、情志调节,以及饮食调养等方法配合,以充分发挥综合治疗的优势。

40. 怎样用睡前四步按摩法治疗失眠

睡前四步按摩法以印堂、太阳、风池、中脘、关元、气海、足三里、内关、三阴交、涌泉穴为主要按摩穴位,于每晚睡觉前进行自我按摩治疗。此法能改善睡眠,有助于纠正失眠,适用于各种类型的失眠患者,坚持应用效果良好。

(1)第一步:用食指分别按揉印堂、太阳、风池穴,每穴按揉 1～2 分钟,以局部有酸胀感为度。

(2)第二步:先用手掌在腹部按揉中脘、关元、气海穴各 1 分钟,再用食指按摩内关、足三里、三阴交穴各 1～2 分钟。

(3)第三步:将两手掌面相对搓热,用两手掌面贴附在腰部两侧,适当用力做上下往返摩擦,直到有温热感为止。

(4)第四步:用两手掌交替擦双侧涌泉穴各 2～3 分钟(注意临睡前先用热水浸洗双脚 10～15 分钟)。

41. 如何用指压法改善睡眠

指压改善睡眠法具有养心除烦、改善睡眠之功效。适用于各种类型的失眠患者,长期坚持效果良好。治疗时患者取坐位,采用自我按摩的方法,依次指压百会、太阳、天柱、风池、足三里、三阴交及神门穴。

(1)百会穴:在 1 分钟之内,用右手中指沿顺时针方向按压神门穴 36 圈,再沿逆时针方向按压 36 圈。

(2)太阳穴:在 1 分钟之内,用双手拇指同时沿顺时针方向按压 36 圈,再沿逆时针方向按压 36 圈。

(3)天柱穴:在 1 分钟之内,用双手拇指沿顺时针方向按压 36 圈,再沿逆时针方向按压 36 圈。

（4）风池穴：在 2 分钟之内，用双手拇指同时缓缓地沿顺时针方向按压 36 圈，再沿逆时针方向按压 36 圈。

（5）足三里穴：在 1 分钟之内，用双手拇指用力均匀和缓的同时沿顺时针方向按压 36 圈，再沿逆时针方向按压 36 圈。

（6）三阴交穴：用双手拇指用力均匀和缓的同时沿顺时针方向按压 36 圈，再沿逆时针方向按压 36 圈。

（7）神门穴：用右手拇指沿顺时针方向缓缓按压左侧神门穴 36 圈，再沿逆时针方向按压 36 圈；用左手拇指沿顺时针方向缓缓按压右侧神门穴 36 圈，再沿逆时针方向按压 36 圈。

42. 怎样用捏耳揉按擦面法治疗失眠

捏耳揉按擦面法以中脘、气海、神门、翳明、安眠、风池穴为主要按摩穴位，采用自我按摩法进行治疗。此法具有调整脏腑功能、镇静安神之功效。适宜于各种类型的失眠，坚持应用有较好的效果。

操作时患者取坐位，先用双手拇指指腹抵住耳垂后部，食指指腹按于耳垂前部，两指相对用力捏耳垂，同时稍微向下拉 30～50 次，以两耳发热且感到舒适为度。然后将一手掌大鱼际紧贴中脘穴，另一手按于其上助力，两手协调地沿顺时针方向缓缓揉摩，并慢慢向下移动气海穴，时间约 3 分钟。接着用两手拇指的指腹紧按两侧风池穴，适当用力做旋转按揉，时间约 1 分钟，使局部有酸胀感，并以同样的方法按揉翳明、安眠穴。继而用右手拇指指腹按揉左侧的神门穴，持续 1～2 分钟，使局部有酸沉的感觉；用左手拇指指腹按揉右侧的神门穴,持续 1～2 分钟,使局部有酸沉的感觉。最后采用双手擦面法,将两手搓热,先擦前额前,次擦前额两侧,再擦面颊,每个部位各擦 1～2 分钟,然后擦整个颜面部,以整个颜面透热为度。

43. 怎样用摩耳法帮助睡眠

摩耳法分推擦耳郭、击探天鼓、按揉耳垂、窝耳拔气、掩耳弹脑、插拉两耳和指擦耳后共 7 节。

(1)推擦耳郭:将双手掌面横放于两耳郭上,均匀用力向后推擦,回手时将耳背带倒再向前推擦,往返交替 10～20 次,以双耳发热为度。

(2)击探天鼓:用双掌掌心紧按住双耳孔,手指放于颈后,双手食指分别压在中指上,再用食指向下滑弹后脑部,然后手指紧贴头枕部不动,掌心突然离开耳孔,放开时耳内出现"咚咚"的响声,如此连续开闭放响约 20 次。

(3)按揉耳垂:双手拇指与食指举起,分别将耳垂拿住,轻轻揉按,时轻时重,至耳垂有酸胀发热感为度。

(4)窝耳拔气:双手掌心分按两耳,掌根向前,手指贴后发际,双手掌心向两耳也重按一下,迅速提起,反复进行 5～20 次。

(5)掩耳弹脑:双手掌心紧按两耳孔,五指置于脑后,然后用两手中间三指叩击后脑部,每日 3 次,每次左右各叩 20 遍。

(6)插拉两耳:用双手食指分别插入两耳孔内,指甲面向前,然后食指在耳内转动,当指甲面转向后时迅即从耳内拉出,反复进行 10 次。

（7）指擦耳后：双手食指与中指分开，用食指的内侧面分别贴附在两侧耳后相当于耳穴压沟处，然后做上下推擦，至耳后出现酸胀热感为度。

44. 如何用分步自我按摩法治疗失眠

分步自我按摩法分点压穴位、推擦腰肾、按压神门、旋摩全腹、头部按摩、分抹眼睑。操作时患者应采取舒适的体位，细心体会按摩时的感觉，不必拘泥于按摩的次数和时间，若能坚持应用，定能达到安神助眠、改善睡眠之目的。

（1）点压穴位：先用两手拇指的指腹，分别按压两侧小腿之三阴交穴，本穴为足三阴之交会穴，可调理足三阴之经气，以健脾助运，通经活络。之后用中指按压两侧的足三里穴，此穴为胃经的合穴，按压此穴可和胃安眠。继而再用两手拇指着力于小腿内侧的阴陵泉穴，其余手指按于小腿外侧之阳陵泉穴，自上而下推移至三阴交穴和绝骨穴，推移 40～50 次。

（2）推擦腰肾：将两手掌面相对搓热，用两手掌根及掌面贴附在腰的两侧，自肾俞至大肠俞穴进行往返上下推摩，使腰部有温热感为宜。中医学认为，腰为肾之府，推摩腰部可以益肾固本，有助于安神助眠。

（3）按压神门：用一手拇指按压对侧手腕的神门穴，待按压到穴位周围有明显的酸胀感时，再持续按压 30 秒钟，然后更换对侧。

（4）旋摩全腹：仰卧于床上，用左右手掌面置于上、下腹部，然后两手交替做顺时针环形揉动，动作宜柔和缓慢，用力更要均匀协调，旋摩 50～60 次。这种方法有助于和胃安眠。

(5)头部按摩:患者取仰卧位,先用右手拇指轻揉百会穴200次,再用双手拇指由印堂至上星、百会穴交替推5～6次,共约4分钟。然后双手拇指自印堂起向内而外依次点揉睛明、鱼腰、丝竹空、太阳、四白等穴,共约3分钟。

(6)分抹眼睑:微闭两眼,自内向眼外分抹眼睑,待抹至双目有干涩感时或出现困意时为止。此法可以诱导入眠。

45. 如何用简单自我按摩助眠法治疗失眠

简单自我按摩助眠法包括揉神门、运百会、按脘腹、按涌泉、按颞侧、推胫骨及抹眼球,具有调和脾胃、镇静安神助眠之功效,坚持练习能有效改善睡眠,适宜于治疗各种类型的失眠。

(1)揉神门:此法具有宁心安神的作用。操作时患者取坐位,左手食指、中指相叠加,按压在右手神门穴上,按揉2分钟后再换右手操作。或用拇指按压两侧神门穴各式各5～10次。按揉或按压神门穴后,可采取平时睡眠的习惯姿势,配合呼吸缓慢加深,渐渐入睡。

(2)运百会:此法具有安眠定神之功效。操作时患者取卧位,两手轮流以食、中指指腹按揉百会穴50次(或1分钟)。手指用力不能过重。

(3)按脘腹:此法具有理气和胃,使人安然入睡之功效。操作时患者取卧位,左右手分别横置于上腹部中脘穴和下腹部关元、气海穴,呼气时按压中脘穴,吸气时按压气海、关元穴,持续操作2分钟。或用两手食指、中指叠加按压以上3个穴位各50次,以轻度揉压为宜。

（4）按涌泉：此法具有平衡阴阳气血之功效，坚持按压能改善睡眠。操作时患者取平坐位，两侧中指指腹分别按压在两足底涌泉穴上，随一呼一吸，有节律地各按压1分钟。或按揉该穴100次。

（5）按颞侧：此法具有安神助眠之功效。操作时患者取坐位，两手拇指按压两侧风池穴，两手小指按在两侧太阳穴上，其余手指各散放在头部两侧，手指微屈，然后两手同时用力，按揉局部约1分钟。

（6）推胫骨：此法具有调和脾胃，宁心安神之功效。操作时患者取坐位，两手虎口分别卡在双膝下，拇、食指按压阳陵泉穴和阴陵泉穴，然后向下用力推动，在过足三里和三阴交两穴时加力按压，这样一直推到踝部，反复操作10～20次。或按揉足三里、三阴交穴各50次。

（7）抹眼球：此法具有调养心气的作用，坚持应用有助于治疗失眠。操作时患者取卧位、闭眼，将两手中指分别放于两眼球上缘，两手无名指分别放在眼球下缘，然后在眼内、外眦之间来回揉抹20～30次，用力要轻。

提示：以上各法，每晚可任选1～3种，睡前1小时内进行自我按摩，若能持之以恒，绝大多数失眠者可免受失眠之困扰。同时，躺下之后还需平心静气，排除杂念，然后闭目，默念松静，逐渐松弛全身肌肉，使身心自然、轻松、舒适。

46. 如何用睡前按摩催眠法治疗失眠

采用睡前按摩催眠法治疗失眠时，患者宜取仰卧位，于睡前按面部双掌深搓法、耳部搓摩法、甲端快速摩头法的顺序，进行自我按摩治疗。此法具有醒脑宁心之功效，能调节自主神经功能,坚持应用可缓解头晕头痛、心烦急躁等症状,有效改善睡眠,对神经衰弱者尤为适宜。

(1)面部双掌深搓法:闭目少思,双掌指抚于脸面,以每秒钟2次的频率,以眼部上、下和鼻翼两侧为重点搓摩区,上下缓慢有力地搓摩约2分钟,并按揉印堂、睛明、太阳、安眠穴各1分钟。

(2)耳部搓摩法:用手掌大鱼际肌部位搓摩耳根部约30秒钟,然后按此法搓摩耳根后部约30秒钟,再改用两手掌心以每秒钟2次的频率,轻揉整个耳部约1分钟。

(3)甲端快速摩头法:先按揉风池、百会穴各1分钟,再双手十指并拢,第二指关节屈曲成90°,然后用双手指甲的端部,用力搓摩头部所有发根之处。以头顶正中线及两侧和头后部为搓摩的重点部位,搓摩3分钟左右,患者有欲睡之感觉。

47. 怎样用头部按摩七式治疗失眠

头部按摩七式分抹法、揉眉法、揉眼球法、压三经法、点十四孔法、扫散法、指疏法,坚持应用此七式能改善自主神经功能,纠正失眠,是自我按摩调治失眠的好办法。

(1)抹印堂法:取坐位或卧位,双拇指从印堂穴沿眉弓分抹至太阳穴。如此反复3~5次。

(2)揉眉法:双拇指指腹点压印堂穴并沿眉弓向两侧对揉至太阳穴。如此反复3~5次。

(3)揉眼球法:双拇指先点压睛明穴,然后分别抹上、下眼睑。如此反复3~5次。

(4)压三经法:先用双拇指指腹从印堂穴压至百会穴,然后从两侧眉中向头顶压至百会穴水平,如此反复 3~5 次。

(5)点十四孔法:用双手拇指指腹从印堂穴依次点压睛明、迎香、人中、地仓、承浆、大迎、颊车、下关、耳门、听宫、听会、翳风、太阳穴 3 遍。

(6)扫散法:用一手拇指偏峰推角孙穴,自耳前向耳后直推 30 次,两侧交替进行。

(7)指梳法:两手五指指峰从头正中线快速上下分梳至两侧颞部,反复操作 20 次,点压风池穴,拿颈后大筋、肩井约 2 分钟,最后重复前 5 种手法 3 分钟。

48. 如何通过睡前捶背调治失眠

捶背简单易行,不受时间的约束,晚间临睡前捶背不仅能缓解腰酸背痛,还能助人心神安宁,催人入睡,是调治失眠的良方之一,尤其适合于经常伏案工作、伴有腰酸背痛的失眠患者使用。

晚间临睡前捶背采取,站姿、坐姿或卧位都可以,可自己捶打,也可以在夫妇间进行或由其他人捶打。通过捶背,能调节神经系统功能,改善血液循环,提高机体免疫水平,缓解腰酸背痛,调治失眠等,有助于延年益寿。捶背通常有拍法和击法两种,均应沿脊柱两侧进行。手法宜轻不宜重,力求动作协调、节奏均匀、着力富有弹性,如此自上而下或自下向上轻拍轻叩。捶背的速度以每分钟 60~100 次为宜,以感觉舒适不痛为度,通常每次捶背的时间以 10 分钟左右为好。

为了保证捶背安全有效,避免不良事件发生,在捶背时应注意以下几点:一是应握空心拳,不要把力量用在握拳上;二是捶打速度要快慢适中,刚柔相济,捶击的力度以能使身体震动而不感到疼痛为宜;三是精神紧张、情绪激动可用轻而缓和手法,此法能缓解肌肉和神经紧张,如精神不振、倦怠乏力可用强而快的手法,此法能使肌肉紧张、神经兴奋;四是要掌握捶背的适应证,严防有禁忌证的失眠患者进行捶背,对于患有严重心脏病、尚未明确诊断的脊椎病变及肿瘤患者等,均不要捶背,以防加重病情或发生意外。

49. 怎样用浴巾推按法改善睡眠

浴巾推按法就是在沐浴或洗浴完毕,用浴巾或毛巾推擦按摩身体,以促进睡眠的一种按摩方法。此法通常在晚间睡觉前进行,坚持应用有改善睡眠之功效。下面是其操作部位和方法。

(1)胳膊:首先右手持毛巾,摩擦左臂,外侧从肩部至手腕部,内侧从腋下至手腕部,上下来回摩擦。外侧用力要强,往返摩擦12次;内侧用力稍弱些,往返摩擦8次。然后把毛巾换给左手,用同样的方法摩擦右臂。

(2)大腿:右手持毛巾摩擦右腿,左手持毛巾摩擦左腿,从右侧大腿开始。前面用力要强些,往返12次;后面用力稍弱些,往返8次。

(3)小腿:站立姿势,向前弯腰,右手持毛巾摩擦右小腿,左手持毛巾摩擦左小腿,前面从膝至脚面,后面从腘窝至脚跟。前面用力要强些,往返12次;后面用力稍弱些,往返8次。

(4)脚面:先擦脚面,身体下蹲或取坐位,左手摩擦右脚面。右手摩擦左脚面,用力要强,往返12次;再擦脚心,方法同上,先右后左,用力要弱,往返8次。

（5）腹部：取站立位，用右手持毛巾，自肚脐周围开始做顺时针方向旋转摩擦，先以小圈旋转摩擦，后逐渐增大，扩大至整个腹部。用力要适中，然后减弱用力，做逆时针方向旋转摩擦，从大圈开始逐渐缩小至脐周围

（6）胸部：在胸部竖划 3 条等距离线，即正中线和两条过乳头的乳中线。首先从右侧乳中线开始做上下摩擦，用力要稍弱些，然后依次摩擦正中线和左侧乳中线，每条线摩擦8 次。

（7）后背：先进行斜擦，与洗澡擦背的动作完全相同，拉住毛巾的两端摩擦后背，右手在右肩上方，左手在左肋下方，两手用力拉毛巾，摩擦受力点从右肩附近开始，渐渐移至臀部附近，用力要强，往返 20 次。做完斜擦后再做直擦，两手拉毛巾两端，尽量使毛巾在背部做上下垂直摩擦，摩擦到整个背部，用力比斜擦要稍弱些，往返 10 次。

（8）颈项部：颈项部有许多要穴，在此部位按摩对健脑安神十分重要。操作时将毛巾的正中部分搭于项后，双手分别拉住毛巾的两端，左右交替拉动，用力要弱些，往返 12 次。使整个颈项及两侧都得到按摩，在按摩过程中时而用毛巾轻轻拍打几下项后，可以加强安眠效果。

50. 怎样通过梳头改善睡眠

梳头是日常生活起居中不可缺少的一部分，是一种整理和修饰头发的方法，同时梳头也有健身养脑之功效，"发宜常梳"乃我国最古老的养生保健方法，坚持梳头能有效改善睡眠。

头部是五官和中枢神经之所在，为诸阳之会，汇集着人

体十二经脉和奇经八脉等数十条经脉的穴位。经常梳头,加强对头部的按摩,能刺激头皮末梢神经和毛细血管,有效地改善大脑皮质的兴奋与抑制过程,调节中枢神经系统功能,通过梳头,刺激头部的穴位,还可疏通血脉,改善头部的血液循环,使经络畅达,气血宣通,阴阳平衡,起到健脑提神、养心安神、改善睡眠、解除疲劳、延缓衰老等作用。

梳头的方法简单多样,可用牛角梳或木梳(勿用塑料及金属制品),每日清晨起床后、午休后或晚间睡觉前,从前额经头顶到枕部,反复进行梳理;也可用自己的十个指头,自前额发际开始,由前向后梳拢头发至后发际。梳头时动作要缓慢柔和,用力均匀,不要用力过猛,以免划破头皮。可有意识地在百会、风池、太阳等穴位处多梳几遍,或对穴位进行适当的按摩,以加强刺激。每日梳理的时间和次数可根据具体情况灵活掌握,一般每次梳理2~3分钟,每日梳头2~3次为好。

51. 怎样用梳头推揉按穴法治疗失眠

梳头推揉按穴法简单易行,具有安神醒脑之功效,坚持应用不仅可使头脑清醒,对改善睡眠也大有帮助。

操作时患者取坐位,采用自我按摩的方法,先用两手的十个指头,自前额发际开始,由前向后梳头发至后发际,操作时动作缓慢柔和,连梳边揉搓,以揉风池、百会穴为重点,时间约5分钟。之后用推桥弓的方法,一手拇指外展90°,以指腹附于一侧乳突上,沿胸锁乳突肌推至同侧胸锁关节(稍用力推揉,透达肌层,切忌摩擦表皮),两侧交替,每侧约1分钟。接着用一指禅推法,从印堂穴直线向上到发际,往返

4～5次,再从印堂穴沿眉弓至太阳穴,往返4～5次,然后从印堂穴到一侧睛明穴,绕眼眶推揉,两侧交替进行,每侧3～4次,时间约4分钟。最后采用擦涌泉穴的方法,先将右足搁于左大腿上,右手握右踝,左手小鱼际侧擦右足底涌泉穴50次,再将左足搁于右大腿上,左手握左踝,右手小鱼际侧擦左足底涌泉穴50次,结束治疗。

52. 足浴疗法对失眠有何作用

《琐碎录》中说:"脚是人之底,一夜一次洗。"每晚用热水洗泡双脚是良好的个人卫生习惯,不仅可以清洁双脚,消除疲劳,还能预防和治疗许多疾病,足浴疗法就是从生活习俗发展而来的一种保健治病方法。足浴疗法又称"洗脚疗法",是用中药煎取药液浸泡双脚以达到防病治病目的的方法,也是常用的中医外治法之一。近年来,足浴的保健治病价值越来越被人们所重视,足浴疗法已走入千家万户,失眠患者掌握了这一方法,病就可以减去大半,若在足浴后配合以足底按摩,则疗效更佳。

人们常说:"睡前洗脚,强似服药。"中医学有"上病下取,百病治足"之说。双足是人体的一个全息缩影,人体五脏六腑在脚上都有相应的经络、穴位,双脚上分布有60多个穴位。足浴疗法治疗疾病,即有穴位的刺激作用、药液的温热作用,又有药物的药理作用,根据不同证型失眠患者的不同发病机制,选择相应的中药制成洗浴液进行足浴,可促进气血运行,调节脏腑功能,恢复机体阴阳平衡,发挥滋补肝肾、清热宁心、养血安神、镇静助眠等功效,从而达到改善睡眠,消除失眠患者头晕头痛、心烦急躁、心悸健忘等自觉症状的目的。

53. 治疗失眠常用的足浴处方有哪些

处 方 1

原料:磁石 50 克,首乌藤、酸枣仁、柏子仁各 30 克,当归 20 克,知母 10 克。

用法:将上述药物一同放入砂锅中,水煎去渣取汁,趁热先熏后洗双足,每晚睡前 1 次,每次 20 分钟。

功效:养阴清热,镇静安神。

适应证:失眠。

处 方 2

原料:黄连、肉桂各 15 克。

用法:将黄连、肉桂一同放入砂锅中,水煎去渣取汁,趁热先熏后洗双足,每晚睡前 1 次,每次 15～30 分钟。

功效:清热降火。

适应证:阴虚火旺型失眠。

处 方 3

原料:磁石 30 克,菊花、黄芩、首乌藤各 15 克。

用法:将磁石放入锅中,加清水适量,先煎煮 30 分钟,再加入菊花、黄芩、首乌藤,继续煎煮 30 分钟,去渣取汁,趁热浸泡双足。

功效:清热镇惊,和胃安神。

适应证:肝郁化火型、痰热内扰型失眠。

处 方 4

原料:黄连 10 克,肉桂 3 克,首乌藤、合欢皮、丹参各

30克。

用法:将上述药物一同放入砂锅中,水煎去渣,把药汁稀释成3 000毫升左右,水温控制在40℃左右,每日1次,临睡前浸泡双足,每次20～30分钟,10日为1个疗程。

功效:交通心肾,宁心安神。

适应证:失眠。

处方 5

原料:六味地黄丸30克(也可用熟地黄、山茱萸、山药、泽泻、茯苓、牡丹皮组成的汤剂)。

用法:将六味地黄丸水煎成药液(或用六味地黄汤煎取药液),水温控制在40℃左右,每日1次,临睡前浸泡双足,每次20～30分钟,10日为1个疗程。

功效:滋阴补肾,宁心安神。

适应证:失眠,对肝肾阴虚型患者效果尤好。

处方 6

原料:天麻12克,钩藤9克,合欢皮10克。

用法:将上述药物水煎2次,去渣取汁,趁热浸泡双足,每晚1次,宜在睡前进行,5日为1个疗程。

功效:平肝潜阳安神。

适应证:肝阳上亢型失眠。

处方 7

原料:丹参20克,首乌藤、五味子各15克,生地黄、百合各30克。

用法:将上述药物一同放入砂锅中,水煎去渣取汁,趁热先熏后洗双足,每晚睡前1次,每次15～30分钟。

功效:滋阴降火安神。

适应证:阴虚火旺型失眠。

处 方 8

原料:酸枣仁、柏子仁、磁石各30克,当归、知母各20克,朱砂10克。

用法:将磁石放入锅中,加清水适量,先煎煮30分钟,再加入其他药物,煎取药汁,趁热浸泡双足,每晚睡前1次,每次15～30分钟。

功效:镇静安神。

适应证:失眠。

处 方 9

原料:生地黄、山茱萸、山药、知母各12克,茯苓、牡丹皮、泽泻、酸枣仁、合欢皮、首乌藤、川芎、半夏各10克,川椒6克。

用法:将上述药物一同放入砂锅中,水煎去渣取汁,趁热浸泡双足,每晚睡前1次,每次15～30分钟。

功效:滋阴补肾,养心安神。

适应证:失眠。

处 方 10

原料:黄柏、生地黄、知母、酸枣仁各15克,牛膝、生牡蛎各30克,吴茱萸8克。

用法:将上药一同放入砂锅中,加入清水适量,煎煮30分钟,去渣取汁,趁热浸泡双足,每晚睡前1次,每次15～30分钟。

功效:滋阴降火,宁心安神。

适应证：失眠。

54. 怎样用刷浴调治失眠

刷浴是利用刷子，如毛刷、尼龙刷等，以适当的力度刷于局部皮肤或刷遍全身体表皮肤的方法，是一种简便易行的非药物疗法。通过刷浴可疏通经络，行气活血，改善脏腑功能，使阴阳趋于平衡，气血运行流畅，使机体的组织细胞、器官发生一系列的代谢变化，以影响神经传递，增强人体神经和体液的调节作用，改善内分泌功能，使大脑皮质兴奋与抑制趋于平衡，对于减轻失眠患者头晕头痛、心烦急躁等自觉症状，改善睡眠大有好处。

刷浴的方法有多种，但就调治失眠来说，主要有全身刷浴法和刷背刷足法。全身刷浴时，先用软毛刷试探性刷四肢，再以颈部为重点，用适当的力度，由上到下，缓缓地逐渐刷遍全身。一般每次刷 15～30 分钟，每日早晚各刷 1 次，每次每个部位从 5～6 遍开始，慢慢增加到 20～30 遍。刷浴时要做到被刷的皮肤舒适而不疼痛，又不破坏表皮。可先用软毛刷，适应后再用尼龙刷等刷浴，并逐渐加重对皮肤的刺激强度，以每次刷浴后感到皮肤温热，疲劳消除，精神爽快为宜。

采用刷背刷足法时，先用软毛刷试探性刷一下下肢，再用适宜的力度缓缓地刷背及足部。刷背时由上到下，从风池、风府穴开始，经大椎穴直下，至长强穴止；刷足时，可先在足底涂上肥皂，然后以足底中央区域为重点，缓缓地刷及整个足部。一般背部、足部每次可分别刷 5～8 分钟，每日早晚各刷 1 次，宜长期坚持。

刷浴疗法一般无禁忌证,但皮肤破损、疮疖、炎症,以及皮肤过敏或患者有各种皮肤病的部位不宜使用刷浴疗法。刷浴治疗的手法应轻重适度,不能过轻也不能一味地加重手法,以免引起皮肤的损伤。刷浴时室内温度要适宜,刷浴后要及时穿好衣服,以防受凉感冒。刷浴疗法取效较慢,一般需较长的一段时间方可见效,只有每日坚持刷浴,才能取得应有的疗效。

55. 失眠者如何进行热水浴

人们洗澡不仅是为了除汗去垢,清洁身体,同时也可以放松精神,消除疲劳。常言说:"睡前沐浴睡更香。"忙碌了一天的人们,晚睡前在热水里泡一泡,洗个热水澡,在享受惬意的同时也带走了一天的疲劳,能消除肢体的酸困不适,有助于睡一个好觉。

热水沐浴好处很多,热水浴有助于改善睡眠。首先,热水沐浴可以祛除汗污油脂和洁净皮肤,降低皮肤感染疾病的机会,有利于皮肤的健康。其次,热水沐浴可加速血液循环,有活血通络、舒筋镇痛等作用,一些有关节肌肉酸痛或某些慢性疾病的患者,通过热水沐浴按摩及关节的活动,可使血脉通畅,减轻病痛。再者,沐浴能消除疲劳,有助于睡眠。沐浴时全身放松,肌肉及精神上的紧张得以松弛,尤其是晚间睡觉前在热水中冲一冲或泡一泡,可以消除一天的疲劳,使人轻松入睡。

热水沐浴确实能改善睡眠,但洗浴的方式应得当。如在热水中冲泡时间太长,会使血液大量集中于体表,影响内脏供血和其他功能,反使人产生疲劳甚至虚脱;水温太热会使皮肤水分流失,令皮肤干燥,易于老化;饭前饥饿时进行热水浴容易造成直立性低血压、脑缺氧,引起头晕心悸等。一般认为,失眠患者适宜在晚间睡觉前进行热水浴,热水浴的水温不宜太高,以 38℃～40℃ 为宜,热水洗浴的时间也不宜过长,以 10 分钟左右为宜。最好将热水倒入浴缸中浸泡洗浴,效果优于淋浴。浴后要及时擦干身上的水分,防止受凉感冒,并适当喝些淡盐水、果汁饮料等,以补充水分和维生素。

56. 失眠患者怎样进行海水浴

海水浴是人体在海水中浸浴,或用海水淋浴身体,利用海水的物理、化学作用,以及海滨空气、日光辐射的作用等,以达到强身健体、防治疾病目的的一种综合性的自我调养方法。海水浴有水浮应力刺激、温度刺激、水静压刺激等作用,这些作用可对机体产生有益的影响,能改善血液循环、调节神经系统功能,对改善失眠患者头晕头痛、心烦急躁、神疲乏力等自觉症状,促进睡眠大有帮助。

每年的 7～9 月份是海水浴的最佳季节,每日入浴的时间以上午 9～11 时和下午 3～5 时为好。海水浴宜选择在天气晴朗、阳光充足、海水相对平静的时候进行。一般要求海水的温度应在 20℃ 以上,气温高于海水温度 2℃ 以上。海水浴的方式多种多样,可在海边浅水处进行仰卧式或俯卧式海水浴,也可站立浴或游泳浴,失眠患者可根据自己的年龄、体质等的不同选择适宜的沐浴方法。海水浴前要先散散步,做5 分钟以上的准备活动,然后用水浇脸部和胸部,以使周身肌肤和神经适应。初次进行海水浴的时间不宜太长,应循序渐进,可由每次 5～10 分钟开始,以后逐渐延长,每次可控制在30~50分钟,体质虚弱者宜缩短海水浴的时间。在海水浴的同时,还应注意进行适当的运动、按摩或做体操等,以增强效果。浴后要适当休息,可先做几节放松操,再在日光下小憩片刻。一般每日或隔日海水浴1次,最多不超过每日2次。

海水浴前应做体格检查,严防有海水浴禁忌证者进行海水浴。身体过度虚弱、高龄老人,以及患有心脏病、肺炎、出血性疾病、肝硬化、肾衰竭者等,均不宜进行海水浴。过饥、过饱时不宜进行海水浴,洗浴应以饭后1~2小时进行为好。进行海水浴时要结伴而行或有专人陪护,不能单独1人进行,不会游泳者只宜在浅水区,不要到深水区去,以避免发生意外事故。海水浴宜在天气晴朗、海水相对平静的时候进行,水温不能太低。浴前应做准备活动,浴后用毛巾擦干身体,稍事休息,注意预防感冒。

57. 失眠患者怎样进行温泉浴

温泉浴是应用天然的温泉水浸浴或淋浴身体,以达到养生保健、防治疾病目的的一种独特防病治病手段。大量实践证明,温泉浴对失眠有肯定的治疗效果。据报道,有80%以上的失眠患者通过温泉浴使睡眠得以改善,头晕头痛、心烦急躁、心悸健忘等自觉症状得以缓解。如有温泉浴的条件,采用温泉浴调养失眠是可取的,下面给您介绍温泉浴的方法。

温泉浴的方法是多种多样的,您可根据自身的具体情况选择浸浴、淋浴或泳浴。浸浴时仰卧或坐在浴缸或浴池中,水温控制在35℃~40℃,每次浸浴10~30分钟。淋浴时一般使用多孔淋浴喷头进行淋浴,水温控制在 37℃～41℃,每次淋浴 5～10 分钟。泳浴通常在温泉附近专设的调控在一定水温的矿泉泳池中进行,水温在 30℃～35℃,泳浴的时间因人而异,开始时以 5～10 分钟为宜,以后根据身体情况略微延长。

为了提高温泉浴治疗失眠的临床疗效,避免不良反应发生,温泉浴一定要在医生的指导下进行,要根据病情的需要选择合适的温泉和浸浴方式,严防有温泉治疗禁忌证者进行温泉治疗。失眠患者伴有严重心脏病、肾衰竭、水肿、出血性疾病、感染性疾病,以及体质极度虚弱者,均不宜进行温泉浴。空腹或饱腹时皆不宜进行温泉浴,通常在饭后 1～2 小时进行温泉浴。要掌握好泉水的温度,根据病情的需要进行调整,防止过热或过凉。温泉浴的时间可根据情况灵活掌握,以患者感到合适为度。另外,浴前应做好准备活动,先用泉水淋湿全身,使身体适应后再入浴。浴后要及时擦干身上的水分,防止受凉感冒,并适当喝些淡盐水、果汁饮料等,以补充水分和维生素。

58. 怎样用沙浴调治失眠

沙浴是指将人体掩埋在温度适宜的细沙中,以沙为介质向人体传热和机械作用,通过沙子对人体的理化作用以达到防治疾病目的的传统中医外治方法。现代医学认为,沙浴能促进血液循环,调节神经系统功能,放松过于兴奋的神经细胞,使人心情舒畅,从而对机体产生有益的影响。中医学认为,适宜温度的沙浴可调整阴阳,调和气血,恢复脏腑正常功能,具有温通经络、行气活血、祛风散寒、温暖脾胃、强壮腰膝、镇静安神、调和营卫等作用,对改善睡眠、促进失眠患者康复是十分有益的。

进行沙浴要选择颗粒适中(直径为 0.25 毫米左右的沙粒最好)的沙子,过筛晾干或晒干,去除杂物,之后进行加热。加热的方法有天然加热法和人工加热法两种,通常选用天然加热法,即在干燥平坦的土地上、石板上或木板上,铺上布单,将选好的沙子平摊在布单上,放在阳光下暴晒,当沙子达到一定的温度时就可用于治疗了,也可在夏日时直接取温度适宜且较为干净的海沙或河沙用于治疗。

沙浴分为全身浴和局部浴,但就调治失眠而言,宜采用全身浴。全身浴时,选择合适的场地,在选好的场地上铺上长 2 米、宽 1 米、厚 0.3～0.5 米的细沙,患者身穿薄内衣俯卧于细沙上,将温度在 50℃ 左右的细沙从肩部到足底完全覆盖,厚度视患者的耐受程度而定。也可在适宜沙浴的海滨、沙滩、河岸及日光浴场等处,患者仰卧躺好后,用双手将周围适宜温度的细沙覆盖胸以上部位进行治疗。通常每次治疗 30 分钟左右,每日 1 次,30 次为 1 个疗程。治疗结束后,宜用 37℃ 左右的温水冲洗身体,穿好衣服,卧床休息片刻。在进行沙浴治疗时应注意预防感冒,注意补充水分和预防虚脱,注意沙浴的适应证及禁忌证,有严重的心、脑、肾疾病者不宜进行沙浴。

59. 情绪对睡眠有何影响

情绪是人类在进化过程中产生的,是人体对外界刺激的突然影响或长期影响产生的适应性反应,它与疾病的形成有着密切的关系。不少百岁老人的经验证明,乐观开朗是长寿的原因之一,若能经常保持乐观的态度,将对身体健康十分有利。相反,烦恼、忧愁、悲伤、焦虑、恐惧、愤怒、暴跌等都可能成为疾病的诱因,而损害身体健康。据统计,人类疾病有50%～80%是由于不良心态、恶劣情绪引起的。情绪波动不仅易诱发失眠,也不利于失眠的治疗和康复,良好的情绪对防治失眠无疑是积极有益的。

(1)情绪波动不利于睡眠:良好的情绪对健康来说无疑是积极有益的。相反,不良的情绪对人体的健康是不利的,容易使人罹患疾病或者使病情反复、加重。情绪紧张、忧郁寡欢、疑虑重重、坐卧不安易于引发失眠,也不利于睡眠的改善。失眠患者情绪容易变化无常,常因一些琐事而烦恼、流泪、发脾气,过后又感到后悔,因而常郁郁寡欢。有的患者对任何事都感到很厌烦,对声光刺激特别敏感。失眠患者出现情志抑郁的原因复杂多样,但主要与以下两方面有关,一是患者肝气不舒,容易出现难以克制的发怒、生气等情绪过激的症状;二是患者对失眠缺乏正确的认识,担心变化成其他疾病,因而进一步影响睡眠、食欲等,"思虑过度,劳伤心脾",久而久之,失眠无改善的迹象,心悸、头晕、急躁等症状不轻反重。病情的加重和反复又进一步引起患者情绪不安,忧心如焚,甚至惶惶不可终日,形成恶性循环。外界刺激可引起强烈的、反复的、长时间的精神紧张及情绪波动,使大脑皮质的抑制和兴奋过程发生冲突,导致大脑皮质功能紊乱,不利于睡眠。

(2)保持良好的情绪有助于睡眠:失眠不同于其他躯体疾病,从门诊接触到的失眠患者分析,由生理因素、疾病因素、药物因素及饮食因素引起者远少于由心理因素所致者,绝大多数是由心理、社会因素引起的,与长期焦虑、忧郁、精神紧张、思虑过度密切相关。对于失眠患者来说,保持安静、淡泊,"志闲而少欲",控制情绪波动,避免妄想和激动,有助于改善睡眠和消除其他自觉症状。情绪上的波动能通过神经和内分泌系统的作用,影响血管、血压和脑细胞的功能,不利于失眠的治疗。人们常说:"心病还须心药医,治病先治神""神静则宁"。乐观情绪是机体内环境稳定的基础,保持内环境稳定是失眠患者自身精神治疗的要旨。治疗失眠不能像对待其他疾病那样,在诊断确立之后开个处方用药就算完事,应重点调整患者的心理状态。失眠者要学会自我调整,主动适应环境的变化,设法摆脱各种不良因素,始终保持心情舒畅,做到性格顽强,心胸开阔,情绪饱满,增强战胜疾病的信心,自觉主动地配合治疗,尽可能保持健康愉快的心情。

60. 失眠患者的心理症结有哪些

由于心理因素引起的失眠占失眠患者的绝大多数,消除意识中的心理创伤,解除心理创伤对睡眠的干扰,是治疗失眠的重要一环。每当要睡着的时候,无意识中的各种心理症结就会自动出来干扰正常的睡眠,而失眠又可使情绪紧张、焦虑加重。前人有"睡眠先睡心"之说,睡眠的过程,睡眼是标,睡心是本,先睡心,后睡眼,只有注意先把"心"安下来,才能做到高枕无忧。把失眠患者的心理症结归纳起来,主要有急于入睡的心理、经常自责的心理、做梦有害的心理、担心害怕的心理、期待盼望的心理,以及手足无措的心理。

(1)急于入睡的心理:多数失眠者都有"失眠期待性焦

虑",急于入睡,晚间一上床就担心睡不着,或是尽力去让自己快入睡,"我怎么还睡不着;几点了,恐怕今夜我又睡不着了;快点睡着吧;睡不着明天更没精神了"等不断在脑海里回荡,结果适得其反。正常情况下,人的大脑皮质的兴奋与抑制相互协调,交替形成周而复始的睡眠节律,白天脑细胞处于兴奋状态,工作一天后就需要休整,进入抑制状态而睡眠,待休整一夜后,又自然转为清醒。急于入睡的心理是想入睡,但想入睡的思想本身是脑细胞兴奋的过程,越想睡,越怕失眠,越想问题,脑细胞就越兴奋,故而更难入睡。其实,保持平静的心情,多数可很快入睡。

(2)经常自责的心理:有些人因为一次过失后,感到内疚自责,常常像放电影一样,在脑子里反复重演过失事件,并懊悔自己当初没有妥善处理。白天事情多,自责懊悔情绪稍轻,每到夜晚则徘徊在自责、懊悔之中,大脑异常兴奋,结果久久难以入睡。正确对待已发生的各种事件,始终保持平常心,是解除自责心理,改善睡眠的好办法。

(3)做梦有害的心理:有相当一部分失眠者,不能正确对待睡觉做梦,总认为梦是睡眠欠佳的表现,对人体有害,甚至有人误认为多梦就是失眠。这种错误的观念使人焦虑、忧愁,担心入睡后会再做梦,这种"警戒"心理往往影响睡眠质量。其实,做梦不仅是一种正常的心理现象,也是大脑的一种工作方式,每个人都会做梦,只是有的人重视、注意,而有的人不放在心上罢了。做梦对大脑来说也是一种休息,在睡梦中重演白天所做的事或往日的经历,有助于记忆并把无用的信息清理掉,梦本身对人体并无害处,有害的是认为做梦有害的心理,使自己产生的心理负担。正确对待做梦,消除做梦有害的心理,对改善睡眠大有好处。

(4)担心害怕的心理:有的人生性胆小怕事,有担心害怕的心理,每到晚间天黑下来就怕这怕那,不敢一个人到房间去,尤其是一个人在房间里时更是明显,甚至于不敢一个人睡觉,心神恍惚,睡在床上仍心悸不安,这种人往往入睡困难,即使睡着也噩梦纷纭。做好心理疏导工作,逐步克服担心害怕的心理,保持稳定的心态,其睡眠自会不断改善。

(5)期待盼望的心理:期待盼望的心理是指期待某人或做某事而担心睡过头误事,因而常出现早醒或睡不着。例如,工厂的工人、医院的护士,在连续上大夜班时(夜里 12 时上班),常常晚间 6～7 时睡觉,因害怕迟到,睡得不踏实,睡上 1～2 小时就被惊醒,久而久之便成了入睡困难且又早醒的习惯。也有的人为了赶火车、汽车,为了起早去办事,或在职称评定、晋升、考试结束快要公布结果之前,处于期待盼望的心理状态,难以入睡或早醒。做好前期准备工作,始终保持平常心,才有助于克服期待盼望引起的睡眠障碍。

(6)手足无措的心理:有的人心理素质较差,在受到突发事件的刺激后,不能做出正确的反应,往往感到手足无措,不知如何是好,以致晚间睡觉时也思前想后,始终处于焦急状态而影响睡眠。从思想上正确对待发生在身边的事情,遇变而不惊,泰然处之,及时排遣和改善忧愁悲怒的心境,才能防止失眠发生。

61. 调治失眠的心理疗法有哪些

心理疗法是指利用语言、表情、姿势、态度和行为,影响或改变患者的感受、认识、情感、态度和行为,减轻或消除使患者痛苦的各种情绪、行为及躯体症状,以达到恢复健康的目的。心理因素在失眠的发生中占重要地位,心理疗法不仅可改善睡眠,还可减轻或消除失眠其伴随的症状。心理治疗的理论和方法很多,用于失眠的心理疗法主要有认知疗法、疏导疗法、暗示疗法、放松疗法等。

(1)认知疗法:认知疗法是以纠正和改变患者适应不良性认知为重点的一类心理治疗的总称,它通过分析患者现实思维活动,找出错误的认知,通过一定的方法改变人的认识过程和由这一过程所产生的观念来纠正本人的适应不良的情绪或行为。心源性疾病往往来自患者对事物不正确的观念和认识,认知疗法以改变不良认知为主要目标,继而也产生患者情感及行为的变化,以促进心理障碍的好转。

(2)疏导疗法:语言是最常见、最方便的心理治疗工具,疏导疗法就是通过一定的语言沟通或采用其他形式,开导患者,帮助患者进行心理病机分析,让患者了解到防治疾病、保持身心健康的知识,指导患者选择适合方便的治疗方法,将心中解不开的结打开,不良情绪疏导出去,使之心情舒畅。

(3)暗示疗法:一个愿望、一种观念、一种情感、一个判断或一个态度在一个人的心中出现和起作用时,如果没有遇到任何相反的观念、相反的动机和相反的评价,就叫暗示。暗示是人心理活动的基本特征之一,但有个体差异。采取某种措施,诱导患者在不知不觉中接受医生的提示,按照医生的要求出现某些生理性反应,以治疗疾病的方法即为暗示疗法。

(4)放松疗法:放松疗法又称松弛疗法、放松训练,是一种通过训练有意识地控制自身的心理生理活动、降低唤醒水平、改变机体紊乱功能的心理治疗方法。实践表明,心理生理的放松有治疗疾病的功效,有利于身心健康。像我国的导引、印度的瑜伽、德国的自生训练等,都是以放松为目的的自我控制训练。放松疗法是对抗焦虑情绪的一种常用方法,治疗失眠有肯定的疗效。

除上述方法外,催眠疗法、精神分析法、行为疗法、生物反馈疗法、森田疗法等心理疗法也都是调治失眠的有效方法,因其内容较繁杂,这里不再介绍,可参考有关书籍。

62. 如何用心理暗示改善睡眠

心理学家认为,心理暗示对人的行为结果有一定的影响,积极的暗示使人采取积极乐观的态度面对困难,有利于好的结果出现;相反,消极的暗示使人缺乏斗志,悲观失望。改变自我暗示,使消极暗示变成积极暗示,从而改变我们的行为方式,使事情向好的方向发展。一般积极的暗示对入睡都会有帮助,心理暗示也是改善睡眠行之有效的方法。

睡不着时,很自然地希望尽快睡着,但是越想睡就越睡不着,越睡不着就越想睡。于是变得烦躁、兴奋,浮想联翩,很久不能入睡。所以,失眠时不要烦恼,不要想;怎么这么晚了还没有睡着;今晚不要失眠啊;不要猜测;今晚能睡好吗;失眠能治好吗等。因为这样想只会增加痛苦,这些都是对失眠的不良暗示,越暗示自己睡不着就越睡不着,这正是引起失眠恶性循环的开始。应该想"当我身体疲乏的时候,我自然就会睡着,现在没有睡着,只是我现在还不够疲乏"。或者暗示和鼓励自己"我一定能很快睡着",用积极的暗示取代消极的暗示,这是一种注意力的转移。这样,兴奋的大脑就会逐渐平静下来,自己就能慢慢进入睡梦中了。许多失眠的朋友自己都有过这样的体验,每个人可以根据自己的实际情况摸索出自己特有的积极暗示的语言和方式,通过心理暗示来改善睡眠,促使失眠逐渐康复。

63. 如何用心理方法调理精神紧张引起的失眠

在忙碌的生活中,人们都有基本的物质和精神上的需求,而这些需求常会造成某种程度上的压力,使有些人无法从紧张的工作和生活中松弛下来,以致使一些人彻夜难眠。

失眠并不单是晚间睡觉辗转反侧,难以入睡,休息不好,还会影响第二天的精神,使人感到疲倦,注意力不集中,且因担心次晚难以成眠而更加紧张,如此反复而成恶性循环。如果失眠长时间不能解除,个人则会感到所面对的任务繁重,困难无法克服,精神处在紧张焦虑状态之下。俗话说"心病还须心药医",调理精神紧张引起的失眠必须消除引发失眠的精神因素。用心理方法调理精神紧张引起的失眠应注意从以下几个方面入手。

(1)认清病因,立即放松,要清楚自己的失眠是由于白天精神紧张所致,以最短的时间放松身心。

(2)要正确评价自己,很多紧张是因为对自己的行为未能正确评价所产生的,所以如果能从不同的角度来看自己的行为,发现善美,看到优点、长处和成绩,就可使自己的心情好转而减少紧张。

(3)客观看待外界和他人,学会疏导自己,应把世界看成是美好的,采取不同的观点来看我们所生存的周围环境,这样才能促进心情好转而消除紧张。对他人期望不要过高,对自己也不可过分苛求,要学会自己疏导情绪,也要学会"屈服"于别人,能抛开不愉快的事情,保持心理平衡,对防治失眠有妙不可言的益处。

在心理治疗无效时,也可通过配合按摩疗法、运动锻炼、耳穴贴压,以及饮食药膳等调养方法进行调理,若有必要,还可短时辅助给予少量药物或安慰剂。

64. 怎样用音乐疗法改善睡眠

音乐与人的生活息息相关,优美动听的音乐,不但能陶冶人的性情,而且也是使人保持良好情绪,防治疾病和增进健康的"良药"。音乐疗法就是通过欣赏音乐或参与音乐的学习、排练和表达,以调节人的形神,使人心情舒畅,促使病体顺利康复的一种治疗方法。

用音乐治疗疾病在医学中早有记载。在2 000多年前,我国的《乐证》一书中就指出:音乐对调剂人的生活与健康有很好的作用。《黄帝内经》中也详细阐述了五脏与五音(角、徵、宫、商、羽)及七情之间的对应关系,并对五音疗疾进行了系统论述。宋代文学家欧阳修曾因忧伤政事患了抑郁症,饮食大减,身体消瘦,屡进药物无效,后来他每日听《宫声》数次,心情逐渐从抑郁、沉闷转为愉快、开朗,久而久之,就不知有病在身了,他深有感触地说:"用药不如用乐矣!"

音乐治疗的形式有多种,最常用的是音乐感受法,即通过欣赏音乐,达到心理上的共鸣与自我调整。强烈的焦虑、紧张、痛苦、抑郁等情绪严重影响睡眠,悦耳动听的乐曲,悠扬轻快的旋律,沁人肺腑的乐声,能使人凝神于音乐之中,排除杂念,全身放松,对人们的身心具有显著的调节作用,是使人保持良好情绪的好方法,可使失眠患者的紧张心理得以松弛,恢复平静,达到镇静助眠的目的,有助于改善睡眠。失眠者应经常欣赏高雅悠扬、节奏舒缓、旋律清逸、风格隽秀的古典乐曲、民族音乐和轻音乐等。当然,并不是所有的音乐对人的身心健康都有益处,由于人的年龄、经历、经济条件、文化修养等的不同,所喜欢的音乐也就大不相同,且失眠者的情绪和心态也各不一样,只有根据自己的病情和心理状态等,选择与之相适宜的乐曲,做到"对症下乐",才能达到音乐疗疾的目的。

为了帮助失眠者用音乐疗法来调节自己的情绪,改善睡眠,下面选列了几类音乐处方,以供选择。

(1)解除忧郁:可选用《春天来了》《啊,莫愁》《喜相逢》《喜洋洋》《在希望的田野上》《百鸟朝凤》等。

(2)消除疲劳:可选用《假日的海滩》《矫健的步伐》《锦上添花》等。

(3)增进食欲:可选用《花好月圆》《欢乐舞曲》《餐桌音乐》等。

(4)舒畅心情:可选用《江南好》《春风得意》《春天的故事》《军港之夜》等。

(5)振奋精神:可选用《狂欢》《解放军进行曲》《步步高》《娱乐生平》等。

(6)除烦镇静:可选用《塞上曲》《平湖秋月》《春江花月夜》《仙女牧羊》等。

在进行音乐治疗时,要专心去听,不能边听边做其他事;音量不宜太大,以舒适为度,一般控制在 60 分贝以下;环境要舒适雅静,不受外界干扰;听曲前要静坐休息3～5分钟,听音乐后进行适当的散步活动,与人交谈一些趣事。一般每次20～30分钟,每日1～3次。

65. 运动锻炼是改善睡眠的有效方法吗

适当的运动锻炼确实能帮助睡眠,是改善睡眠的有效方法。运动锻炼也称运动疗法、体育疗法或医疗体育,是指运用体育运动的各种形式预防和治疗疾病的方法。运动锻炼最大的特点就是患者积极主动地参与,它充分调动患者自身的主观能动性,发挥内在的积极因素,通过机体局部或全身的运动,以消除或缓解病理状态,恢复或促进正常功能。

运动疗法好比一剂良药,可在一定程度上代替药物,但所有的药物却不能代替运动,运动使生活充满活力和朝气,运动锻炼有助于疾病的康复。生命在于运动,一个健康的人,首先要有健康的体魄,并保持心理的平衡,而运动便是人类亘古不变的健康法宝。原始社会人们为了防止野兽的侵袭和伤害,需要在运动中强壮身体,增长技能,古人为了祛病延年发明了易筋经、八段锦、五禽戏等运动方法。而如今许多长寿老人,他们的健康之道仍然是坚持运动锻炼。

运动和睡眠有着密切的关系,运动锻炼是改善睡眠的有效方法。运动锻炼时,来自肌肉和关节神经感受器的冲动传到中枢神经系统,可刺激神经系统的活动。运动能调节大脑皮质功能,缓和紧张的情绪,改善睡眠,减轻失眠患者头痛头晕、心烦急躁等症状。所以,在失眠的治疗中,运动往往是医生建议采用的一项有效措施。

66. 运动锻炼对失眠有何作用

美国著名医学家怀特曾说:"运动是世界上最好的安定剂。"科学研究表明,15 分钟轻快的散步后,放松神经肌肉的效果胜于服用 400 毫克甲丙氨酯(眠尔通)。

运动锻炼调治失眠的作用是综合的。坚持适宜的运动锻炼能促进机体血液循环和新陈代谢,改善组织器官的营养状态。运动锻炼可使管理肌肉运动的脑细胞处在兴奋状态,使管理思维的脑细胞得到休息,有利于缓解脑力疲劳,改善中枢神经系统的功能,提高大脑皮质细胞兴奋和抑制相互转化的能力,使兴奋与抑制过程趋于平衡。

心情抑郁、焦虑往往是失眠发生和发展的重要因素,适度的运动锻炼具有心理调节作用。近年来,神经心理学家通过实验证明,肌肉紧张与人的情绪状态有密切关系,不愉快的情绪通常和骨骼肌肉及内脏肌肉收缩的现象同时产生,而运动能使肌肉在一张一弛的条件下逐渐放松,有利于解除肌肉的紧张状态,从而减少不良情绪的发生。运动锻炼过程可使人产生欣快和镇定感,可消除疲劳,使人心情舒畅,具有娱乐性,同时还增强了体质,产生了成就感。适当的运动锻炼能改变失眠患者的精神面貌,解除神经、精神疲劳,消除焦虑、易怒、紧张等情绪,使之保持良好的情绪,削弱心理因素对失眠的影响,有助于改善睡眠,消除头晕头痛、心烦急躁、心悸健忘等自觉症状。

67. 失眠患者在进行运动锻炼时应注意什么

适当的运动锻炼确能改善睡眠,有助于失眠的治疗和康复,但失眠患者的运动锻炼并非是随意的,无限制的。为了保证运动锻炼的安全有效,失眠患者在进行运动锻炼时,应注意以下几点。

(1)选择适宜的运动方法:适宜于失眠患者运动锻炼的种类和项目很多,有散步、慢跑、体操、太极拳、八段锦、易筋经、打门球、乒乓球、羽毛球、爬山、游泳等。失眠患者可根据自己的年龄、体质、环境的不同,选用适当的运动锻炼方法。运动要以有氧运动为主,有氧运动可提高大脑皮质的兴奋性,调节大脑皮质功能,是失眠症较理想的调节方式,但应对运动量进行控制,不能过量。运动过程要尽量放松身心,不要受情绪的影响。

(2)掌握适当的运动时间:每日进行运动锻炼的时间可以灵活掌握,不刻意固定。由于机体活动后的疲劳,需要以睡眠恢复来补偿,所以锻炼的时间以下午 4~5 时或晚间 9 时以前为宜。锻炼后若能用温水泡脚并按摩,然后喝一小杯温牛奶,对防治失眠颇具功效。研究还表明,对于经常失眠的人,要想晚间睡得好,适量运动锻炼固然有帮助,但睡觉前剧烈运动会影响睡眠,而在黄昏时运动锻炼有助于睡眠。临睡前的过量运动,会令大脑兴奋,不利于提高睡眠质量。但临睡前做一些轻微运动,可以促进体温升高,当身体微微出汗时,随即停止,这时体温开始下降,在 30~40 分钟后睡觉,人将很容易进入深度睡眠,从而提高睡眠质量。

(3)做好体检和运动防护:在进行运动锻炼前要做好身体检查,了解健康状况,排除隐匿之痼疾,严防有运动锻炼禁忌证者进行锻炼。要注意自我防护,防止意外事故发生。骨质有破坏性改变,感染性疾患,年老体弱,心肺功能不全,有内固定物置入,以及手术后早期者均不宜进行运动锻炼。要了解所选运动项目的注意事项及禁忌证,最好在医生的指导下进行。

(4)掌握循序渐进的原则:运动锻炼要掌握循序渐进的原则,开始时运动量不要过大,应以不引起疲劳、紧张、兴奋为宜,要根据情况逐渐增加运动量和运动时间。运动锻炼贵在坚持,绝不可半途而废,应该每日进行,长期坚持,并达到一定的强度,这样才能有良好的锻炼效果。希望短期内就有明显疗效,或是三天打鱼、两天晒网,都不会达到应有的效果。

(5)注意与其他疗法配合:运动锻炼只是失眠综合治疗的一部分,显效较慢,作用较弱,有一定的局限性。在临床中,除进行运动锻炼外,还应注意消除病因,合理安排日常生活,劳逸结合,培养乐观的精神,并应注意与药物治疗、按摩疗法、针灸治疗,以及饮食调养等治疗调养方法互相配合,以利提高临床疗效。切不可一味地进行运动锻炼而忽视了其他治疗方法。

68. 如何用散步改善睡眠

散步对失眠患者十分有益,失眠者可以根据自己的情况坚持进行散步锻炼。俗话说:"饭后三百步,不用上药铺;饭后百步走,能活九十九;每日遛个早,保健又防老。"唐代著名医家孙思邈也精辟地指出:"食毕当行步,令人能饮食、灭百病。"可见散步是养生保健的重要手段。散步是一项简单而有效的锻炼方式,也是一种不受环境、条件限制,人人可行的保健运动。

每日坚持在户外进行轻松而有节奏的散步,可促进四肢及脏器的血液循环,增加肺活量和心排血量,改善微循环,加强胃肠道的蠕动和消化腺的分泌,调节神经系统功能,促进新陈代谢。同时,散步还可调畅情志,解除神经、精神疲劳,使人气血流畅,脏腑功能协调。失眠患者每日坚持散步,能调整大脑的兴奋和抑制过程,改善睡眠。

散步容易做到,但坚持下来却不容易。散步虽好也须掌握要领,散步应注意循序渐进、持之以恒。散步前应使身体自然放松,适当活动肢体,调匀呼吸,然后再从容迈步。散步时背要直,肩要平,精神饱满,抬头挺胸,目视前方,步履轻松,犹如闲庭信步,随着步子的节奏,两臂自然而有规律地摆动,在不知不觉中起到舒筋活络、行气活血、安神宁心、祛病强身的效果。失眠患者应根据个人的体力情况确定散步速度的快慢和时间的长短,散步宜缓不宜急,宜顺其自然,而不宜强求,以身体发热、微出汗为宜。散步的方法有普通散步法、快速散步法,以及反臂背向散步法等多种,失眠患者一般可采用普通散步法,即以每分钟 60～90 步的速度,每次散步15～40 分钟,每日散步 1～2 次。

散步何时进行均可,但饭后散步最好在进餐 30 分钟以后。对失眠患者来说,选择在清晨、黄昏或睡前散步均较适宜。在场地的选择上,以空气清新的平地为宜,可选择公园之中、林荫道上或乡间小路等,不要到车多、人多或阴冷、偏僻之地去散步。散步时衣服要宽松舒适,鞋要轻便,以软底鞋为好,不宜穿高跟鞋、皮鞋。

69. 怎样练习安神助眠操

安神助眠操具有安神助眠之功效,坚持练习可消除失眠者心烦急躁、头晕头痛等自觉症状,改善睡眠。此操分举双臂运动、举肩肘运动、全身肌肉调节运动、头颈部肌肉调节运动、下肢肌肉调节运动、腰背肌肉调节运动、腹肌调节运动及卧位全身肌肉放松共8节。

（1）举双臂运动

预备姿势:双脚自然站立,双臂自然下垂于体侧,两眼平视前方。

做法:双臂前平举,双手用力握拳,使上肢肌肉收缩,同时吸气。然后呼气,双臂下垂并做前后摆动,使双臂及肩部肌肉高度放松。可反复练习6~9次。

（2）举肩肘运动

预备姿势:双脚平行站立,距离与肩同宽,双臂自然下垂于体侧,全身放松。

做法:双臂屈肘平举,双手握拳置于胸前,用力使肩部、双臂的肌肉紧张,同时吸气。然后呼气,双臂放下,放松肌肉。可反复练习6~9次。

（3）全身肌肉调节运动

预备姿势:双脚自然站立,双腿并拢,双臂自然下垂于体侧,双手十指交叉互握。

做法:双脚跟踮起,双手掌心向上举至头顶,使全身肌肉收缩,同时吸气。然后双手放下,全身肌肉尽量放松,自然呼气。可反复练习6~9次。

（4）头颈部肌肉调节运动

预备姿势:坐位,双手互握置于头枕部。

做法:头用力后抑,双手用力向前对抗,下颌用力内收,使肌肉收缩,同时吸气。然后头颈、手全部放松,呼气。反复练习6～9次后,用双手上下擦脸的正、侧面及耳后各10次。

(5)下肢肌肉调节运动

预备姿势:坐位,双手置于双膝上。

做法:双手用力压大腿,双脚用力踩地面,使下肢肌肉紧张,同时吸气。然后下肢及上臂肌肉放松,同时呼气。可反复练习6～9次。

(6)腰背肌肉调节运动

预备姿势:床上仰卧位,双手叉腰。

做法:双侧肘臂往下按,背、腰部挺起,使腰背肌紧张,同时吸气。然后两臂放松,腰背放松、落下,同时呼气。可反复练习6～9次。

(7)腹肌调节运动

预备姿势:仰卧位,双手十指交叉置于脑后。

做法:稍抬头,使腹肌紧张,同时吸气;然后头垂下,腹肌放松,同时呼气。可反复练习6～9次后,双手重叠放置腹部,沿顺时针方向按摩3～5分钟。

(8)卧位全身肌肉放松

预备姿势:仰卧位,双手放于身体两侧。

做法:通过默念"放松,感觉很舒服",使全身肌肉放松,情绪逐渐入静。

必须指出的是:此操应于晚间睡觉前练习,练习时应注意排除杂念和其他干扰。

70. 怎样用放松法改善睡眠

放松法通过有步骤、有节奏地依次注意身体的各个部位,结合默念"松"字的方法,逐步松弛肌肉、关节,把全身调整得自然、轻松、舒适,从而解除思想上、机体上的一些紧张状态,使整个身体的紧张与松弛趋于平衡,注意力逐步集中,排除杂念,心神安宁,以活跃气血,协调脏腑,疏通经络,增强体质,防病疗疾。坚持练习此法确实能改善睡眠,减轻或消除失眠患者头晕心烦、急躁易怒等症状,也是自我调治失眠的有效方法之一。

(1)三线放松:将身体分成 3 条线,即前面、后面、两侧,每条线又分为 9 个部位,自上而下依次进行放松。

①第一条线。头部两侧→颈部两侧→肩部→上臂→肘关节→前臂→腕关节→两手→10 个手指。

②第二条线。面部→颈部→胸部→腹部→两大腿→膝关节→两小腿→两脚→10 个脚趾。

③第三条线。脑后部→颈后→背部→腰部→两大腿后面→两腿窝→两小腿→两脚→两脚底。

先注意第一条线的头部两侧,默念"松",同时注意离开这个部位,再默念"松",依次循序而下。放松完第一条线后,放松第二条线,再放松第三条线,每放松完一条线,在一定部位的止息点轻轻意守一下,时间 1～2 分钟。第一条线的止息点在中指,第二条线的止息点在拇指,第三条线的止息点是前脚心。放松完三条线为一个循环,放松完一个循环后,把注意点集中在脐部或自由选定的部位,轻轻意守该处,保持安静状态 3～4 分钟。一般每次练习做 2～3 个循环,安静片刻,然后结束。

(2)分段放松:把身体分为若干段,自上而下进行放松。本法适用于对三线放松因部位太多而记忆有困难的老年患者。常用的分段放松方法有以下两种。

①头部→两肩→两臂→两手→胸部→腹部→两腿→两足

②头部→颈部→两上肢→胸腹背腰→两大腿→两小腿→两足。

注意从一段开始,默念"松"字 2～3 次,再注意下一段,如此放松周而复始,放松 2～3 个循环。

(3)局部放松:在三线放松的基础上,单独放松身体的某一病变部位或某一紧张点,默念"松"字 20～30 次。本法适宜于三线放松掌握较好,而病变部位有利于进行局部放松者。

(4)整体放松:将整个身体作为一个部位,默念放松。本法适用于对掌握三线放松、分段放松有困难的患者。整体放松有以下 3 种方法:从头至足笼统地似流水般向下默想放松;就整个身体笼统地向外默想放松;依三条放松线,依次流水般向下默想放松,每条线上没有停顿。

(5)倒行放松:把身体分为前后两条线进行倒放松。本法适用于虚证的失眠患者。倒行放松通常采用的方法:从脚底→脚跟→小腿后面→两腿窝→大腿后面→臀部→腰部→背部→颈后→脑后→头顶;再从脚底→脚背→小腿→两膝→大腿→腹部→胸部→颈部→面部→头顶。如此倒行放松,可做 2～3 个循环。

放松的姿势大多采用坐位,也可采用靠坐位、卧位,一般不用站立位。注意放松的部位宜大,尤其是临睡前练习,尽量做到似有意似无意,以自然呼吸为主,也可采用腹式呼吸。

(6)注意事项

①在练习放松法时,首先要掌握阴阳虚实。一般来说,

放属阴,以泻为主,对实证、阳证为宜。而注意部位、止息、意守为阳,以补养为主,对虚证为宜。因此,在临床应用时,对病症的阴阳虚实要适当掌握。凡属阳证、实证者,在放松时应放多于守,就是多做三线放松,注意部位、止息、意守脐中的时间可以短一些。凡属虚证,包括阳虚、气血虚、阴阳俱虚者,则反之,宜少放多守。阴阳虚实辨证不明显者,则可以守、放大致相等。

②要注意掌握操作的要领。不仅要掌握姿势、呼吸,还要注意意守的部位及"松"的方法等。在姿势的选择上,通常初练者可采用仰卧、靠坐位,对虚证患者宜用仰卧式。在呼吸的方式上,通常是自然呼吸,也可以与呼吸结合起来,一般是吸气时注意部位,呼气时默念"松"。在意守的部位上,在进行放松后,可选用脐中,也可以选用其他部位,如失眠者多意守内关、三阴交穴等。在"松"的方法上,一般先注意部位,随后注意离开部位,同时默念"松"。对于神疲体弱的患者,不宜多次循环放松,宜做倒行放松或多注意止息点,注意止息点有困难时可配合数息法。

③注意放松的部位宜大。注意时要轻轻地,似想到该处,又似未想到。对初练习者来说,一会儿想到了部位,一会儿又开"小差"了,都是自然现象。

71. 怎样练习卧床安眠保健操

卧床安眠保健操宜于晚间睡觉前进行,若能每晚睡觉前坚持练习,确能消除疲劳,调节身心,恢复正常睡眠,失眠者不妨坚持练习一段时间试一试。

(1)生津叩齿:先静心凝神,然后用舌尖轻抵上腭,轻轻舔上腭,等津液增多后再缓缓咽下,反复数次。稍停片刻,将牙齿上下合扰,先叩侧齿18次,再叩前齿18次。

(2)旋睛鸣鼓:双眼球顺时针旋转8次,向前注视片刻,再逆时针旋转8次,然后双眼紧闭片刻,再睁开。双手掌紧掩耳门,十指掩后脑,将食指叠中指上,轻轻弹击脑后,左右各8次。

(3)引颈摩椎:仰卧位,十指交叉,托住后脑,引颈缓缓伸向前下方,以下颌抵近前胸为宜,连续做8次。然后头部分别向左右两侧转动,以转到最大限度为宜,各做8次。接着取侧卧位,先左侧卧位,将右手拇指和食指分开,沿着腰椎由上而下,反复推摩8次,再右侧卧位,将左手拇指和食指分开,按上述方法反复推摩8次。

(4)耸肩扩胸:上肢屈臂握拳,双肩用力向上耸起,然后缓缓放下,连续做8次。然后双手向前伸直,手掌向外稍向左右拉开,同时扩胸,以胸、肩部有舒适感为度,连续做8次。

(5)按肚摩腹:仰卧位,下肢略分开,将左右手按于腹部两侧,先以掌心顺时针方向按摩16转,再按上述方法逆时针方向按摩16转。然后两手相叠,在脐周按摩,一圈一圈地逐渐扩大,方法同上。按摩的手法以略有轻微下压,感觉舒适为度。

(6)吐纳提肛:仰卧位,全身放松,双手重叠放在小腹部,先吸气,同时腹部陷下,肛门收缩上提,持续约5秒钟;然后呼气,腹部鼓起,同时肛门放松。如此反复做16次。

(7)翘足提踵:仰卧位,下肢伸直,用力使足尖缓缓翘起,以足背有紧绷感为度。如此连续做8次。

做操结束后,宜闭目养神,以诱导入眠。

72. 失眠患者怎样练习肌肉放松体操

人们的工作性质有脑力劳动和体力劳动之分,其疲劳不外乎是由于肌肉紧张和神经紧张引起的,同时两者又互相影响。消除肌肉和神经紧张带来的疲劳,需要通过适当的放松来解决,肌肉放松操就是根据这一原则创立的。肌肉放松操分颈部放松、面部放松、伸展运动、挺胸运动、转体运动,以及深呼吸共6节。若能坚持练习,确能达到消除肌肉和神经紧张带来的疲劳,使人全身放松,心身愉快的目的,也是改善睡眠的好办法。

(1)颈部放松

①正坐位,伸展背肌。

②双肩尽量向上提。

③下唇角尽量向左右用力拉开。

④眼尽量睁大。

⑤上述姿势准备好后,全身突然放松作为休息,重复做多次。这种方法有助于使头脑清醒。

(2)面部放松

①张大嘴,双唇张圆,唇、面部肌肉紧张收缩后突然放松,并保持放松状态2～3分钟。

②双唇紧闭,嘴角下拉成"∧"形,使面部肌肉感到紧张。

③双唇紧收向前突出,使双唇及唇周围肌肉感到紧张。

④皱双眉,使眉间和眼周肌肉感到紧张。

⑤起额头,使额部肌肉感到紧张。

⑥紧咬磨牙,使咀嚼肌感到紧张。这种方法可以振奋人的精神。

（3）伸展运动

①正坐位，上身放松，靠在椅背上。

②双臂充分向上伸展，同时全身也随之向上伸展（如手指交叉，手心向上则更为有效），头部后仰，嘴自然张开，在伸展时做深吸气。

③缓缓呼气的同时恢复原状态。以上伸展动作反复做3次，然后头、肩、臂放松，闭眼轻松地休息1～2分钟。

（4）挺胸运动

①手伸向背后，用手掌推椅子的靠背，向前用力挺胸，头部尽量后仰。

②然后缓缓将手离开椅子靠背，胸部放松。

③重复4次后，放松休息1分钟。

（5）转体运动：站在椅子背后，双手握椅背，大幅度做转体动作（头随身体转动）。左右各做2次，交替进行，然后上半身充分休息1分钟。

以上（3）（4）（5）节适宜于长期坐办公室的人。

（6）深呼吸

①可靠后坐满椅面，双腿平伸至桌下。

②肩、臂肌肉和关节尽量放松。

③配合做深呼吸，呼气时用嘴呼气。

④在热烈争论时，要行深呼吸后再发言，激动或不愉快时也要做做深呼吸，可使全身放松，情绪稳定。

73. 如何用增强记忆力操改善睡眠

增强记忆力操又称单侧体操，是通过左侧肢体运动来达到发挥大脑右半球功能和协调大脑左、右半球功能平衡的目的,可改善脑细胞功能,明显增强记忆力。日本产业教育研究所曾将此法广泛应用于学校、科研机构,获得了较好的效果。增强记忆力操可用于神经衰弱、失眠健忘、记忆力减退、用脑疲劳等亚健康人群的自我调养,坚持练习对改善睡眠和调治失眠大有好处。

(1)握拳举臂:全神贯注地站着,左手紧紧握拳,左腕用力,弯臂,慢慢地上举,再回到原来的姿势。如此重复进行8次。

(2)仰卧抬腿:仰卧位,左腿伸直上抬,然后将上抬的腿倒向左侧(但不碰到床面),再按相反的顺序回到原来的姿势。如此重复进行8次。

(3)单举左臂:站立位,左臂向左侧平举,再将左臂上举,头不动,接着按相反的顺序回到原来的姿势。如此重复进行8次。

(4)左侧倾身:身体从直立姿势向左侧倾倒,用左手和右脚尖支撑身体,左臂伸直支撑,身体倾斜,笔直横卧,弯左膝后起身,回到原来的姿势。如此重复进行8次。

(5)俯卧撑身:俯卧位,跷起脚尖,像俯卧撑样,用手掌和脚尖支撑身体,弯臂,同时将左腿抬高,右臂尽可能不用力,慢慢地重复屈伸手臂。争取做8次。

74. 失眠患者如何练习睡前保健操

睡前保健操具有促进机体代谢,防衰老,通血脉,助睡眠等作用,睡前坚持练习对改善睡眠、防病益寿有肯定的作用,失眠患者宜坚持练习。

(1)甲端摩头:坐位,两手食指、中指、无名指弯曲呈45°,

用指甲端以每秒钟 8 次的速度往返按摩头皮 1～2 分钟。此法可加强头部供血,增强血液循环,加速入眠。

(2)双掌搓耳:坐位,两掌拇指侧紧贴耳前下端,自下而上,由前向后用力搓摩双耳 1～2 分钟。此法可疏通经络,清心安神,防止听力减退。

(3)双掌搓面:坐位,两手掌面紧贴面部,以每秒钟 2 次的速度用力缓缓搓面部所有部位,时间为 1～2 分钟。此法可疏通头面经脉,促睡防皱纹。

(4)搓摩颈肩:坐位,用两手掌以每秒钟 2 次的速度用力交替搓摩颈肩部肌群,重点在颈后脊柱两侧,时间为 1～2 分钟。此法可缓解疲劳,预防颈肩病痛。

(5)推摩胸背:坐位,用两手掌面拇指指侧,以每秒钟 2 次的速度,自上而下用力推摩后背和前胸,重点在前胸和后腰部,共约 2 分钟。此法可强心,健腰,疏通脏腑经脉。

(6)掌推双腿:坐位,两手相对,紧贴下肢上端,以每秒钟 1 次的频率,由上而下顺推下肢 1 分钟,再以此方法顺推另一下肢 1 分钟。此法可解除下肢疲劳,疏通经络气血。

(7)交换搓脚:坐位,先用右脚掌心搓摩左脚背所有部位,再用左脚掌心搓摩右脚背所有部位,然后用右脚跟搓摩左脚心,用左脚跟搓摩右脚心,共 2～3 分钟。此法可消除双足疲劳,疏通经络气血。

(8)叠掌摩腹:仰卧位,两手重叠紧贴腹部,以每秒钟 1～2 次的速度,持续环摩腹部所有部位,重点在脐周围,共 2～3 分钟。此法可强健脾胃,促进消化吸收。

睡前保健操宜在晚睡前练习,施法时需闭目静脑,心绪宁静,舌尖轻抵上腭,肢体充分放松。施法时双手应紧贴皮肤操作,渗透力越强其效果越好。练习一遍此操一般需12~18分钟,年老体弱者可练习12分钟左右,年轻体壮者时间可相应延长。练习后肢体轻松,可安然入眠。

75. 失眠患者怎样练习防止老化体操

防止老化体操是日本长野县佐久综合医院研究制定的,在日本颇为流行。其要点有三:深呼吸;肌肉和关节的屈伸、转动及叩打肌肉的动作;以正确的姿势进行。每日早晨起床后、晚间睡觉前及工作间歇时,坚持练习防止老化体操,不仅能健体强身、延年益寿,对失眠、便秘、高血压、肺气肿、冠心病、神经衰弱、慢性支气管炎等多种慢性病也有较好的辅助治疗作用。中老年失眠者可在医生的指导下经常练习。

(1)深呼吸:双脚跟靠拢,自然站立,双手由体前向上举,同时深吸气,然后双手由体侧放下,同时呼气。如此练习2次,呼气、吸气缓慢进行。

(2)伸展:双手十指交叉向头上高举,掌心向上,双臂伸直,头颈尽量后仰,眼看天空,背部尽量伸展。

(3)高抬腿踏步:左右大腿交替高抬踏步,双臂前后大挥摆。

(4)手腕转动:双手半握拳向内、外转动4次,重复练习2遍。

(5)手腕摇动:手腕放松,上下摇动,如此练习,时间约1分钟。

(6)扩胸:双脚稍开立,双臂由前向上举至与肩平,向两侧展,同时用力扩胸,然后放松,使身体恢复至原站立时的姿势,重复练习4次。

（7）转体：手臂向外伸展，身体向侧转，左、右两臂交替，反复进行 4～6 次。

（8）体侧：双脚分开，比肩稍宽，左手叉腰，右手由体侧向上摆动，身体向左侧屈 2 次，左右交替，反复进行 4～6 次。

（9）叩腰：双脚并拢，身体稍前倾，双手轻轻叩打腰部肌肉。

（10）体前后屈伸：双脚开立，体前屈，手心触地面，还原到开始时的姿势，再将双手置于腰处，身体向后屈，头向后仰。

（11）体绕环：双脚开立，从身体前屈的姿势开始，大幅度向左、后、右做绕环动作，接着向相反方向绕环，重复练习 2 次。

（12）臂挥摆、腿屈伸运动：双臂向前、向上摆，同时起踵（脚后跟），再向下、向后摆，同时屈膝，重复练习 4 次。

（13）膝屈伸：双手置于膝部，屈膝下蹲，然后再还原到开始时的姿势，重复练习 4 次。

（14）转肩：双肘微屈，双肩同时由前向后、由后向前各绕 4 次，重复练习 2 遍。

（15）上、下耸肩：双臂自然下垂，用力向上耸肩，再放松下垂，如此重复练习数遍。

（16）转头部：双脚开立，叉腰，头部从左向右，再从右向左各绕数次。

（17）叩肩、叩颈：右（左）手半握拳，叩左（右）肩 8 次，重复 2 遍。然后手张开，用手掌外侧以同样的方法叩颈部。

（18）上体屈伸：双膝跪地，上体向后屈，同时吸气，然后身体向前屈，将背后缩成圆形，同时呼气，臀坐在脚上。

（19）脚屈伸：坐在地上，双腿伸直，双臂于体后支撑，两脚交替进行屈伸活动。

（20）俯卧放松：取俯卧位，身体放松，如此休息几分钟。

（21）腹式呼吸：取仰卧位，使横膈膜与腹肌同时运动，进行深吸气，然后用手按压腹部进行呼气。

76. 失眠患者怎样练习醒脑健身操

醒脑健身操具有恢复大脑皮质兴奋与抑制平衡的作用，坚持练习能保持良好的情绪，促进血液循环，改善睡眠，消除失眠者头晕头痛、心烦急躁等自觉症状，对纠正失眠大有帮助。

（1）梳头按摩：双手搓热，擦面数次，然后自额前如梳头状向脑后按摩数次，再由前额、两侧颞部向后至枕部，继而沿颈后向下再至颈前，向下按摩至胸前，如此反复按摩20次左右。

（2）站立摆臂：自然站立，双臂前后自然放松摆动100～200次。

（3）弓步划弧：自然站立，左脚向左前方出一步，脚跟着地成左虚步，同时双手半握拳至胸前，重心前移成左弓步，双臂经前上方成弧形向前下方落下，眼看左手，之后身体重心再后移成左虚步，同时双臂经前上方弧形收回胸前。连做10次后，换右脚再做10次。

（4）双臂绕环：两脚开立，左臂前举，右臂侧举，然后左臂经下向外绕环至前举，右臂经下向内绕环至侧举，此为1次，连做10次。然后两手臂互换姿势做绕环动作，再连做10次。

（5）提落双臂：左脚向前跨一步，双手上提至胸前，前臂平屈，继续上提并翻掌成上举，然后双腿慢慢下蹲，同时双臂由体侧下落至体前，手指相对，掌心向上，身体再慢慢直立，双臂上提并翻掌成上举，反复做4～5次。接着换右脚在前，做4～5次。在练习时注意双臂上提时吸气，下落时呼气。

（6）握拳捶腰：两脚自然开立，双手半握拳由下向上同时捶击腰背5～8次，边捶上身边向前倾，达45°左右，之后双拳再由上至下捶击腰背5～8次，边捶上身边向后抑。

（7）拍打胸背：两脚自然开立，上体右转，两臂屈肘，左掌心在心前区拍打，右手背在后心区拍打，再上体左转，右掌心在心前区拍打右手背在后心区拍打。连续拍打10～15次。

77. 失眠患者怎样练习健足操

晚间睡觉前坚持做健足操，并用热水洗脚，不仅可消除一天的疲劳，更能促使安然入眠，是调治失眠的有效方法。

第一节：站立位，单脚踮起足尖，并用力蹬地。两脚分别重复做20次。

第二节：站立位，两脚并拢，原地双脚尖同时踮起，维持3～5秒钟，还原。重复做15～20次。练习节奏由慢到快。

第三节：站立位，两脚尖同时踮起，接着两脚跟向两侧分开，再并拢，还原。重复做8～10次。

第四节：坐位，两脚并拢，先双腿屈膝抬腿，踝关节做有力屈伸，然后还原。重复做15～20次。

第五节：坐位，两脚并拢，在足跟不移动的情况下，两足掌、足趾向左右两侧分开，再并拢。然后在足趾不移动的情况下，两足跟做左右分开，而后并拢。各重复做15～20次。

第六节:站立位,右足跟略上提,用足趾在地面做向前、向左、向后的移动,然后换右脚做相同的练习。各重复做10次。

第七节:站立位,重心先移到左脚,右足跟上提,缓缓放下时,重心逐渐移向右脚,同时左足跟上提,如此周而复始。重复做30～40次。

第八节:坐位,右腿自然架在左腿上,右足趾及踝关节做大幅度绕环动作。两足交替,各做10次。

78. 失眠患者练习太极拳应注意什么

太极拳是我国传统的体育运动项目,"以意领气,以气运身",用意念指挥身体的活动,是健身运动中运用最广泛的一种方法,也是"幼年练到白头翁"的养生锻炼手段。

太极拳强调放松全身肌肉,心静、用意、身正、收敛、匀速,将意、气、形结合成一体,使人体的精神、气血、脏腑、筋骨均得到濡养和锻炼,能疏通经络、调节气血运行,具有祛病强身的功能,对失眠、便秘、神经衰弱、高脂血症、肥胖症、高血压、冠心病、慢性气管炎及颈、肩、腰腿痛等多种疾病有一定的辅助治疗作用。太极拳是一种动静结合、刚柔相济的防病治病方法,也是失眠患者自我运动锻炼的常用方法之一,失眠患者宜在医生的指导下明白注意事项后进行练习。

由于太极拳的书籍、影像制品已经很多,而且太极拳的流传程度也非常广泛,所以具体的练习方法和步骤在这里不再介绍,仅就练习太极拳应注意的十项原则说明如下。

(1)站立中正:站立中正,姿势自然,重心放低,以利于肌肉放松,动作稳重而灵活,呼吸自然,可使血液循环通畅。

（2）神舒心定：要始终保持精神安宁，心情平静，排除杂念，使头脑静下来，全神贯注，肌肉要放松。

（3）用意忌力：用意念引导动作，"意到身随"，动作不僵不拘。

（4）气沉丹田：脊背要伸展，胸略内含而不挺直，做到含胸拔背，吸气时横膈要下降，使气沉于丹田。

（5）运行和缓：动作和缓，但不消极随便，这样能使呼吸深长，心跳缓慢而有力。

（6）举动轻灵："迈步如猫行，运动如抽丝"，轻灵的动作要在心神安定、用意不用力时才能做到。

（7）内外相合：外动于形，内动于气，神为主帅，身为躯使，内外相合，则能达到意到、形到、气到的效果，意识活动与躯体动作要紧密结合，在"神舒心定"的基础上，尽量使意识、躯体动作与呼吸相融合。

（8）上下相随：太极拳要求根在于脚，发于腿，主宰于腰，形于手指。只有手、足、腰协调一致，浑然一体，方可上下相随，流畅自然。要全神贯注，动作协调，以腰为轴心，做到身法不乱，进退适宜，正所谓"一动无有不动，一静无有不静"。

（9）连绵不断：动作要连贯，没有停顿割裂，要自始至终，一气呵成，使机体的各种生理变化得以步步深入。

（10）呼吸自然：太极拳要求意、气、形的统一和协调，呼吸是十分重要的，呼吸深长则动作轻柔。一般来说，初学时要保持自然呼吸，以后逐步有意识而自然地使呼吸与动作协调配合，达到深、长、匀、静的要求。

三、失眠食疗药膳

1. 饮食疗法能调治失眠吗

饮食不当是引发失眠的重要原因之一,饮食疗法确实能调治失眠。饮食疗法又称"食物疗法",简称"食疗",它是通过改善饮食习惯,调整饮食结构,采用具有治疗作用的某些食物(疗效食品)或适当配合中药(即药膳),来达到治疗疾病、促进健康、增强体质目的的一种防病治病方法。

人们常说"民以食为天",粮油米面,瓜果蔬菜,盐酱醋茶,我们每天都要与之打交道。饮食在人类生活中占有非常重要的地位,食物是人体生命活动的物质基础,可改善人体各器官的功能,维持正常的生理平衡,调整有病的机体。我国自古以来就有"药食同源"之说,中医学十分重视饮食调养。早在《黄帝内经》中就有"五谷为养,五果为助,五畜为益,五菜为充"的记载,提出合理的配膳内容有利人体的健康。唐代伟大的医学家孙思邈在《千金方》中说:"凡欲治疗,先以食疗,既食疗不愈,后乃用药尔。"清代医家王孟英也说:"以食物作药物,性最平和,味不恶劣,易办易服。"这些都说明了饮食调养对人体的健康、疾病的治疗具有特别重要的作用。食疗可以排内邪,安脏腑,清神志,资血气。了解食物的基本营养成分和性味作用,用食平疴,怡情遣病,是自我疗养中最高明的"医道"。

"胃不和则卧不安",失眠的发生与饮食不当密切相关,饮食疗法是调治失眠的重要方法之一。饮食疗法有治疗效果而无明显不良反应,并且取材方便,经济实用,容易被人们所接受。失眠者根据病情的需要选择适宜的饮食进行调理,可调整脏腑功能,促使阴平阳秘,改善睡眠,消除失眠者头晕头痛、心烦急躁、神疲乏力等自觉症状,促进失眠逐渐康复,所以失眠者应重视饮食调理,注意选用饮食药膳进行调治。

2. 失眠患者的饮食调养原则是什么

(1)根据辨证对证进食:进食是饮食药膳调治失眠的关键所在。食物有寒热、温、凉之性和辛、甘、酸、苦、咸五味,其性能和作用是各不相同的。因此,在进行食疗时,必须以中医理论为指导,根据失眠患者的特点,在辨证的基础上立法、配方、制膳,以满足所需的食疗、食补及营养的不同要求。失眠属肝肾阴虚引起者,应选食生地黄、百合、枸杞子、黑豆、甲鱼、青菜等具有滋补肝肾、养阴清热作用的药膳;属于心脾两虚所致者,应选食大枣、五味子、当归、小米、桂圆肉、猪肉等补养心脾的药膳;属于脾肾阳虚者,应适当多食羊肉、鸽蛋、核桃仁、鳝鱼等补肾助阳的食物。根据饮食的不同属性,结合失眠者寒热虚实等的不同发病机制,合理选择饮食药膳,有助于失眠的治疗和康复。

(2)因人而异恰当选食:饮食药膳调治失眠应因人而异,不同年龄、不同性别、不同体质的失眠患者用膳是不尽相同的。

①不同年龄有不同的生理特征,青壮年代谢旺盛,易出现内热积滞,饮食应注意消食和胃,可多选食山药粥、蜜饯山楂等,慎食温热峻补不易消化之食物;老年人脏腑功能减退,

气血已衰,易于失眠,则宜食温热熟烂食物、易消化而性温滋补之品,适当多选具有补气养血、安神助眠作用的饮食,忌食黏硬生冷之食物。

②男女在生理特点上是有别的,在饮食的选择上男性宜多注意滋补肝肾,女性则宜常调补气血。女性有经、带、胎、产,屡伤气血,故常气血不足,平时应适当多食一些具有补益气血功能的饮食。经期、孕期宜多食具有养血补肾作用的食物,产后则应考虑气血亏虚及乳汁不足等,适当多食益气血、通乳汁的食物,如归参炖母鸡、炖猪蹄等。

③体质偏寒的人,宜适当多食温热性食物,如大葱、生姜、大蒜、羊肉等,少食生冷偏寒之食物;体质偏热的人,宜适当多食寒凉性食物,如雪梨、西瓜、绿豆、黄瓜等,少食辛燥温热食物;体胖之人多痰湿,宜适当多食具有健脾化痰功效的食物,如山药、扁豆、薏苡仁等;体瘦的人多火,宜适当多食滋阴生津的食物,如荸荠、牛奶、蜂蜜;脾胃功能不佳者,可常食山药莲子粥等,以健脾和胃。

④天人相应,"四时阴阳者,万物之根本也"。四时气候的变化对人体的生理功能、病理变化均有一定的影响,故食疗还应注意气候特点,注意根据气候的变化调整饮食。一般来说,春季应多食粥类,如桑叶粥、金银花粥等,以养护胃气;夏季应多食清暑之品,如绿豆粥、荷叶粥、西瓜等;秋季应食滋阴养胃之品,如银耳粥、栗子粥等;冬季则应多吃炖、煲和汤粥类食品,如羊肉粥、狗肉附子汤等。

⑤"一方水土养一方人"。地域不同,人的生理活动、饮食特点和病变特点也不尽相同,所以食疗还应注意地域特点,如东南沿海地区气候温暖潮湿,居民易感湿热,宜食清淡

除湿的食物。而西北高原地区气候寒冷干燥,居民易受寒伤燥,则宜食温阳散寒或生津润燥的食物。

(3)合理搭配,防止偏食:合理搭配饮食,应根据食物的不同性质,加以合理的安排,这就是人们所说的营养学原则。在主食中,粗粮、细粮要同时吃,不可单一偏食。以赖氨酸为例,小米和面粉中含量较少,而甘薯和马铃薯中则较多。粗粮含有较丰富的维生素 B_2、烟酸,而精米、精面中则较少。以粗粮、干稀、主副搭配而成的饮食,营养丰富全面,可满足机体需要,促进疾病康复。美味佳肴固然于身体有益,但不一定就等于无害。由于食物具有不同的性味,如饮食过寒过热,食之过量,甚至偏食,易伤脾胃,使阴阳失调、脏腑功能紊乱,久而久之,或化热、化火,或寒从中生,酿成疾患。所以,饮食药膳调治失眠时要讲究疗程,不宜长时间单纯食用某一种或某一类食物,要避免食疗过程中的偏食。

(4)重视营养,安神补脑:失眠的发生是因大脑正常的兴奋和抑制过程失调而成,重视大脑的营养,注意安神补脑,是运用食疗调治失眠的重要一环。大脑需要的营养物质主要有蛋白质、脂类、糖类、维生素及微量元素等,因此失眠患者应特别注意食用富含这些物质的食物。富含脂类的食物有鱼类、蛋黄、大豆、玉米、羊脑、猪脑、香油、核桃等,富含蛋白质的食物有猪瘦肉、羊肉、牛肉、鸡肉、奶、蛋、鱼及豆制品等,富含 B 族维生素的食物有豆类、干果、动物内脏、酵母等,在新鲜蔬菜和水果中则富含维生素 C,富含微量元素的食物则有动物肝肾、牡蛎、粗粮、豆制品、鱼肉、菠菜、大白菜等。能够调节神经系统功能,有镇静安神作用的食物有小米、小麦、核桃仁、莲子、百合、牛奶、大枣、紫菜、黑木耳、猪心、甲鱼等。

(5)注意日常饮食宜忌：注意日常饮食宜忌是饮食调养的基本原则，也是获得好的食疗效果的重要一环。对于失眠患者来说，饮食要定时定量，每餐进食以吃八成饱为宜，晚餐不宜过饱也不宜过少，以防"胃不和则卧不安"。平时饮食以清淡易消化、富有营养为原则，尽可能少食肥腻和辛辣刺激性食物，宜适当多摄入一些富含蛋白质、钙及色氨酸的食物，可有意识地选用一些安神补脑食物。晚睡前忌喝浓茶、浓咖啡等具有兴奋作用的饮料。

3. 有益于失眠患者的常用食物有哪些

有些食物适合失眠患者食用，而有些食物不利于失眠的康复，适当多吃有益于失眠患者的食物，注意避开不利于失眠康复的食物，是失眠患者饮食调养的重要一环。

(1)小米：小米又名粟，古代叫禾，我国北方通称谷子，去壳后叫小米。小米味甘、咸，性凉。具有益胃和中，除热解毒，健脾养心，安神之功效。小米是消化不良、泄泻、消渴、失眠，以及体质虚弱者的营养保健食品。失眠者常食小米可改善睡眠，消除头晕心烦、身困乏力等自觉症状，尤其是心脾两虚型、心胆气虚型失眠患者宜常食之。晚饭吃得过少，胃中空虚使人难眠；吃得过多，胃因饱胀而压迫内脏，也会妨碍睡眠，如果食用小米粥，既不会很快地排空而"吊胃"，又不会过饱而失眠，因此小米粥可谓是安眠的良方。

现代研究证实，人类睡眠愿望的产生和困倦程度与食物蛋白内色氨酸含量密切相关。色氨酸能促进大脑神经细胞分泌一种催人欲睡的血清素，而小米中色氨酸的含量名列食物之前茅，如在小米粥内加入适量的白糖，则产生的催眠效果更为理想。同时,小米含丰富的淀粉,进食后能使人产生温饱感,可以促进胰岛素的分泌,从而提高大脑内色氨酸的数量。如果每晚喝小米粥,经过数月,大多数人不仅睡得快、睡得香,而且第二天早晨面色红润,精力充沛。

需要指出的是:喝小米粥调治失眠不会立竿见影,需坚持一段时间方能逐渐显现其促进睡眠的作用。另外,小米不宜与杏仁同食。

(2)玉米:玉米又称苞谷、苞米、棒子、玉蜀黍,是乔本科植物玉蜀黍的成熟果实。玉米味甘,性平。具有降糖降脂,健脾益胃,通便利尿,益肺宁心,抗动脉硬化等功效。玉米的营养较为丰富,每100克玉米含蛋白质8.5克,脂肪4.3克,淀粉72.2克,还含有较丰富的维生素 B_1、维生素 B_2、维生素 B_6、维生素 E、胡萝卜素、纤维素,以及钙、磷、铁、硒等。玉米所含的脂肪主要是不饱和脂肪酸,其中50％为亚油酸,可抑制胆固醇的吸收。玉米油含维生素 E 较多,长期食用可降低血中胆固醇,软化血管。玉米的健脑作用主要是玉米蛋白含有较多的谷氨酸,能帮助和促进脑细胞进行正常的功能活动。失眠患者经常食用玉米可改善脑细胞功能,促进睡眠,减轻头晕健忘、神疲乏力等自觉症状,对心脾两虚型、痰热内扰型、气滞血瘀型失眠者尤为适宜。

应当注意的是:玉米中缺少一些人体必需的氨基酸,如色氨酸、赖氨酸等,单食玉米易致营养失衡,所以应注意与豆类、大米、小麦面等混合食用,以提高其营养价值。

(3)大豆:大豆乃"豆中之王"。大豆味甘,性平。具有益气养血,健脾宽中,润燥利水,活血解毒,健脑益智,安神助眠之功效。大豆的营养成分比较全面,具有很高的营养价值。

大豆除含有丰富的蛋白质和脂肪外,还含有丰富的卵磷脂和维生素 B_1、维生素 B_2、维生素 E、维生素 A、叶酸、烟酸、大豆黄酮苷,以及钙、磷、铁等。大豆含人体必需氨基酸的比例与人体的需要相近,其蛋白质的质量不亚于动物蛋白,所以有"植物肉""绿色牛奶"的美誉。大豆中的脂肪含量为 15%~20%,以不饱和脂肪酸居多,其中的油酸、亚油酸有降低胆固醇、软化血管作用,有营养神经、健脑安神的功效,所以被营养学家推荐为防治高血压、冠心病、脑动脉硬化、神经衰弱、失眠等的理想食品。

大豆中含有一种胰蛋白酶抑制素,会影响人体内胰蛋白酶的消化作用,所以整粒大豆难以消化,经过加工后的豆制品破坏了这种物质,就比较容易消化了,因此食用大豆应以豆制品为主。大豆为原料可加工制成上百种豆制品,常食用的有豆腐、豆浆、豆芽、豆腐干、腐竹等。

(4)小麦:小麦为禾本科植物小麦的种子。小麦味甘,性凉。具有清热除烦,养心安神,补虚益肾,以及厚肠胃、强气力等功效。小麦乃日常生活中不可缺少的主食之一,人们食用的馒头、面条、糕点等,其成分主要就是小麦粉。常食小麦对心脾两虚所致的脏燥、烦热、消渴、虚损、失眠等有一定的防治作用,是失眠者的理想食物。

现代研究表明,小麦营养丰富,含有蛋白质、糖类、脂肪、卵磷脂、精氨酸、麦芽糖、蛋白酶、维生素等成分,不仅可给机体提供能量,还可增加细胞活力,改善脑细胞功能,镇静安神,增强记忆,抗衰老,预防心脑血管疾病。作为主食失眠患者宜常食之。当然,为了提供更加丰富的营养,在以小麦粉为主食的同时,还应注意适当配合蔬菜、肉、蛋等副食。

（5）芝麻：芝麻又称胡麻，《名医别录》中列为上品，并称"八谷之中，唯此为食"。芝麻有黑白两种，其性能大致相同。芝麻味甘，性平。具有补肝肾，润五脏，养血生津之功效。适用于肝肾精血不足所致的眩晕耳鸣、失眠健忘、须发早白、腰膝酸软、步履艰难、肠燥便秘等。芝麻助眠的功效显著，作为安神佳品，可以常食之，许多安神食疗方都有芝麻，对肝肾阴虚型、心肾不交型、阴虚火旺型失眠患者尤为适宜。

芝麻含有丰富的卵磷脂、B 族维生素，以及脂溶性维生素 E、维生素 A、维生素 D 等，这对补益脑髓，安神催眠，促进脑神经的活力具有积极作用。日本学者认为，食用芝麻能显著改善失眠患者的自觉症状，每日吃一大匙芝麻可增强神经系统功能。研究还表明，经常食用芝麻的人睡眠香甜，智力优异，还有美容健身的效果。

（6）莲藕：莲藕味甘，性寒。具有清热凉血，散瘀止血，生津止渴、健脾益胃，益气醒脑之功效。莲藕是人们常食的清凉素菜，尤其适宜于热病引起的咯血、呕血、鼻出血、产后出血，以及心烦口渴、热淋、失眠等患者食用。

现代研究表明，莲藕含有蛋白质、淀粉、维生素 C、钙、磷、铁，以及氧化酶、过氧化酶等成分，其营养丰富。取鲜莲藕以小火煨烂，切片后加适量蜂蜜食用，可减轻心烦急躁等症状，有安神助眠的效果，是失眠患者的食疗佳品，肝肾阴虚型、肝郁化火型、心肾不交型，以及心肝火旺型失眠患者均可经常食用。脾胃虚寒者应慎食之，阳虚水泛者不宜用。

（7）荔枝：荔枝味甘、酸，性温。具有填精髓，养肝血，益气养心，健脾止泻，理气止痛，止烦渴等功效。适宜于身体虚弱，病后津液不足，胃痛，牙痛，头晕，心悸，失眠者食用。《本草纲目》中说,荔枝"能够通神益智",是健脑、安神、益寿之佳果,能明显改善失眠、健忘、神疲等症状,是理想的健脑佳果,为神经衰弱及失眠者的食疗上品。

荔枝是有较高营养价值的珍贵果品,被誉为"果中之王"。现代研究表明,荔枝果肉中含有葡萄糖、蔗糖、蛋白质、脂肪、色氨酸,以及维生素 B_1、维生素 B_2、烟酸、果酸、钙、磷、铁等,具有滋补大脑,促进皮肤细胞新陈代谢,改善色素的分泌及沉积等多种作用。

(8)银耳:银耳味甘,性平。具有滋阴润肺,益胃生津,益气活血,补肾益精,安神补脑之功效。银耳附木而生,因色如银,状如耳而得名,银耳有"胶菌首珍"的美称,古人将其列入山珍之一。银耳滋养安神之作用显著,对于体质虚弱及出现头晕健忘、心烦失眠、多汗等症状者,宜常食之。

银耳的营养价值很高,每 100 克银耳中含蛋白质 5 克,糖类 79 克,钙 385 毫克,磷 250 毫克,同时还含有多种氨基酸、维生素。银耳含有较多的磷脂,可健脑安神;含有的多糖类物质具有多种药理活性,能降低血压、血脂,增强吞噬细胞对癌细胞的吞噬能力,增强机体免疫功能等。银耳含有一种"类阿拉伯脂胶"的成分,不仅对皮肤角质层有良好的滋养和延缓老化的作用,同时还含有能够降低人体脂褐素的物质,而脂褐素是人体衰老的指标之一,若沉积于大脑,可影响代谢功能而导致睡眠障碍,故银耳可防治中老年失眠。

银耳可以做成各种甜点,如冰糖银耳、银耳白米粥、银耳燕窝、银耳鸽蛋汤等。银耳与其他食物配合食用,其滋补之力更胜一筹,如银耳炖大枣可治疗神经衰弱所致之失眠多梦;银耳与莲子煮汤喝能补心健脾、安神定志,适用于心脾两虚引起的失眠。

(9)香蕉:香蕉是芭蕉科植物甘蕉的果实。其营养丰富,香味清幽,肉质软糯,吃起来香甜可口,是人们喜爱的佳果。香蕉味甘,性寒。具有养阴润燥,清热解毒,润肠通便,健脑益智,通血脉,填精髓,降血压等功效。香蕉是热病烦渴、老年便秘、冠心病、高血压、脑动脉硬化、失眠、神经衰弱及痔疮等患者的食疗佳品。

现代研究表明,香蕉除含有丰富的糖类、淀粉、蛋白质、果胶外,还含有维生素A、维生素C、维生素E,以及钾、钙、铁等物质,其营养价值颇高。香蕉中含有血管紧张素转化酶抑制物质,能抑制血压升高;香蕉中含钠量极低,含钾量却很高,可拮抗钠离子过多造成的血压升高和血管损伤,有助于保护心肌细胞和改善血管功能。香蕉对大脑细胞有较高的营养作用,被尊称为"智慧之果",是智慧的源泉。香蕉中含有20%以上的糖类,可产生刺激副交感神经活动的血清素,提升睡意。常吃香蕉有增进睡眠、改善记忆之功效,有失眠者服用香蕉奶调理睡眠,效果满意。香蕉除了当水果吃外,还可切片油炸当菜,也可烧汤或腌、煮、煎等。香蕉性寒,凡脾胃虚寒、腹泻者应少吃,胃酸过多者忌食之。

(10)番茄:番茄又名西红柿、洋柿子、番李子,是茄科植物的新鲜成熟果实,我国各地均有种植。番茄味甘、酸,性微寒。具有生津止渴,凉血平肝,健胃消食,润肠通便,清热解毒,补肾利尿等功效。番茄是日常生活中常食之蔬菜,尤其适合于热病伤津口渴、食欲缺乏、暑热内盛、胃肠积热,以及肝胆热盛者食用,肝郁化火型、阴虚火旺型及肝肾阴虚型失眠患者宜常食之。

番茄含有蛋白质、脂肪、糖类、维生素 B_1、维生素 B_2、维生素 C、维生素 P(芦丁)、纤维素及钙、磷、铁、锌等成分,其营养丰富,是果、蔬、药兼备的食物。番茄含有大量的维生素C,不仅能防治坏血病,预防感冒,促进伤口愈合,还有抗氧化作用,对降低胆固醇,防治动脉硬化有肯定的疗效。番茄中的番茄素有助于消化和利尿作用,可改善食欲。番茄中的黄酮类物质有显著的降血压、止血、利尿作用,番茄中无机盐含量也非常高,属高钾低钠食品,有利于降血压、改善血管功能和保护心肌细胞。番茄中 B 族维生素含量非常高,其中包括具有保护心脏和血管、防治高血压的重要物质芦丁。常吃番茄对脑动脉硬化、高血压、脑血栓、冠心病、神经衰弱等多种疾病有辅助治疗作用。失眠患者常吃番茄,可给机体补充维生素和无机盐,有利于改善脑细胞功能,使大脑皮质兴奋和抑制功能紊乱得到纠正,对改善睡眠,消除头晕心烦、神疲乏力等自觉症状大有好处。番茄既可当水果生食,也可当蔬菜炒煮、烧汤佐餐等,还可加工成番茄汁或番茄酱长期保存供食用。

(11)海参:海参为刺参科动物刺参或其他种类海参的全体。海参味甘、微咸,性温。具有补肾益精,养血润燥,补虚损,理腰腿,利二便之功效。海参的种类全世界有数十种,我国就有 20 多种,其中梅花参和刺参是世界上最名贵的海参。海参不仅是美味菜肴,而且是滋补品,素有"海中人参"之称。

海参具有较高的营养和药用价值,含有蛋白质、糖类、人体多种必需氨基酸及微量元素等,属高蛋白、低脂肪的营养食品。海参所含的明胶比鱼类多,并含有大量的黏蛋白,其中包括硫酸软骨素成分。近年来的研究表明,硫酸软骨素的减少与肌肉的衰老现象有关,食用海参有助于机体保持活力。海参富含钒,钒是人体必需的微量元素之一,参与脂肪代谢,能降低血脂,对防治心脑血管疾病有益。海参是年老体弱、病后体虚之补养品,很适宜于精血亏损、身体虚弱、头晕耳鸣、消瘦乏力、阳痿遗精、小便频数、肠燥便秘等患者食用,也是肝肾阴虚型、心脾两虚型、心肾不交型,以及阴虚火旺型失眠患者的食疗佳品。

(12)猪心:猪心味甘、咸,性平。具有养心安神,益气补血之功效。猪心不仅是优质食品,也是心悸怔忡、失眠健忘、多汗等患者的常用食疗佳品。根据"以脏补脏"的原理,历代医家认为猪心入心经,为补心药,治疗神志病有良好的效果,可改善睡眠,失眠患者宜常食之。

现代研究表明,猪心含有蛋白质、脂肪、B族维生素、维生素 C、烟酸,以及钙、磷、铁等多种成分,其营养价值颇高。民间有吃猪心补心安神的说法,猪心可与其他安神食品一起做成各种菜肴食用,也可与大米一起煲粥,隔几日食用 1 次,有很好的安神益智效果。取猪心 1 具,焙干,研为细末,每次3 克,每日 3 次,米汤送服,适用于失眠患者;取猪心 1 具,人参、当归各 6 克,煮熟调味食之,可用于心气虚弱、心血不足所致之失眠健忘、乏力、贫血、多汗等;取猪心 1 具,朱砂适量,把朱砂塞入猪心内,炖烂食用,可用于失眠及神经衰弱。猪心含胆固醇较高,高脂血症患者应尽量少吃。

(13)鱼头:鱼头包括鲤鱼头、鲫鱼头、黄鱼头、鲢鱼头、青鱼头等。按照"以脑补脑"之说,鱼头中的鱼脑有补脑宁神的功效,我国民间有多吃鱼头令人聪明的说法。鱼头含有丰富的磷、钙、钾、镁、铜、铁、硫、碘,以及多种维生素、烟酸等,对于保障人体的新陈代谢和睡眠具有重要意义,对大脑十分有益。现在科学家已从鱼脑中提取出鱼脑精、脑黄金等,能直接营养大脑,起到增强智力、帮助睡眠的作用。

《食疗歌诀》中有"鱼虾能把脑汁补"一句,鱼脑价廉味美,有补脑安神的作用。用毛豆煮鱼脑,加明天麻 6 克做羹汤,于睡前进食,可用于神经衰弱、失眠,多食几次,自见功效。鱼头的吃法很多,如清炖鱼头银耳汤,取鱼头较大的,去鳃,洗净,剖为两半,锅内放入清水和鱼头,再加适量的生姜片、胡椒粉、食盐等调料,用大火烧沸后改为中火,炖约 40 分钟,滤去骨渣,放入发好的银耳,再烧 20 分钟,即可食用。又如,取 1 000 克以下的鱼头去鳃,清洗干净,剖为两半,加适量料酒、花椒粉、食盐及水淀粉抖匀,腌渍 1～2 小时,然后整块放入热油锅中,不时地翻动,炸至两面焦黄,即可出锅装盘食用。

(14)鸡蛋:鸡蛋为雉科动物家鸡的卵。鸡蛋味甘,性平。具有滋阴润燥,养血安神,补脾和胃的功效。鸡蛋乃大众化的廉价滋补品,适用于阴血不足所致的烦躁、失眠、心悸,血虚所致的头晕、乏力、神疲,肺胃阴伤之失音、咽痛、呃逆,以及病后体虚、营养不良等,鸡蛋乃大众化的廉价滋补品,也是失眠患者的食疗佳品。

鸡蛋含有蛋白质、氨基酸、维生素、无机盐等营养成分,鸡蛋的蛋白质是食物中质量、种类、组成平衡中最优良的理想的蛋白质,含有所有的人体必需氨基酸,蛋黄中含有的卵磷脂和卵黄磷蛋白对维护脑细胞的正常功能,保持其代谢活性有重要作用,乃神经衰弱及失眠患者康复的好帮手,神经衰弱及失眠患者宜常食之。营养学家认为,鸡蛋与大豆、蔬菜、牛奶合着吃,可以大大提高鸡蛋的营养价值,使其营养更加全面。

(15)甲鱼:甲鱼味甘,性平。具有补骨髓,滋肝阴,消痞块,养筋活血,滋阴凉血,补虚调中之功效。适宜于骨蒸劳热,头晕目眩,腰膝酸软,肺虚咳嗽,阳痿遗精等患者食用;肝肾阴虚型、心肾不交型、阴虚火旺型失眠患者宜常食。

甲鱼营养丰富,据测定,每100克甲鱼肉含蛋白质15.3克,脂肪11克,糖类26.6克,钙124毫克,磷430毫克,同时还含有铁、维生素 B_1、维生素 B_2、烟酸、维生素 A,以及动物胶、角蛋白、碘和维生素 D 等。常食甲鱼能降低胆固醇、降血压、降血脂、调节机体免疫功能,并有改善脑细胞功能、促进骨髓造血功能和保护肾上腺皮质功能等作用,是体质虚弱者的滋补品。

(16)小白菜:小白菜是十字花科植物青菜幼苗的全株。其味道鲜美,营养丰富,是一种不可缺少的大众菜。小白菜味甘,性平。具有养胃利水,清热除烦,解渴利尿,通利肠胃等功效。小白菜不仅是健康人经常食用的一种优质蔬菜,也是肺热咳嗽、便秘、心烦失眠、急性肝炎、慢性肝炎、丹毒等患者的食疗佳品。失眠患者经常食用小白菜,不仅可给机体提供能量和各种营养素,还可缓解心烦急躁、失眠等症状。

现代研究表明,小白菜含有蛋白质、脂肪、糖类、维生素C、维生素 B_2 及铁、磷、钙等成分,其营养价值颇高。小白菜的吃法很多,可以炖、炒、熘、拌及做馅与配菜,特别是白菜含较多的维生素,与肉类混合同食,荤素搭配,不仅色鲜味美,其营养价值更高。

(17)鹌鹑蛋:鹌鹑蛋味甘,性平。具有补五脏,益气血,壮筋骨,强身健脑,降血脂,降血压之功效。鹌鹑蛋适用于气血不足、肝肾亏虚所致的头晕乏力、肢麻腿软、心悸心烦、失眠多梦,以及病后、产后体虚者食用,对神经衰弱、高血压、贫血、失眠、糖尿病等有滋补调治作用。

鹌鹑蛋虽小,但味道鲜美,为禽蛋之珍品,有"动物人参"之美誉,营养价值极高。鹌鹑蛋所含的赖氨酸、胱氨酸均比鸡蛋高。营养学家分析认为,1个鹌鹑蛋可抵3个鸡蛋的营养,特别是鹌鹑蛋还含有丰富的脑磷脂、卵磷脂等,对调整脑细胞功能大有帮助,是失眠患者不可多得的疗效佳品。

(18)牡蛎肉:牡蛎肉味甘、咸,性凉。具有滋阴养血,调中补虚,清肺补心,健脑安神之功效。牡蛎肉乃药食兼备之品,适宜于热病伤津、烦热失眠、心悸不安、妇女血亏、消渴等患者食用,是神经衰弱及失眠患者的食疗佳品,常食之对改善睡眠,消除心悸心烦等大有帮助。

牡蛎有"益智海味""海中牛奶"之称。现代研究表明,牡蛎肉含有糖类、牛磺酸、多种氨基酸、维生素 A、维生素 B_1、维生素 B_2、维生素 D、维生素 E,以及铜、铁、锌、磷、钙等微量元素。具有营养大脑、安神益智之功效。

牡蛎肉的肉质较嫩,味道鲜美,易于消化吸收,可烹制成上乘佳肴,深受人们的喜爱。牡蛎的吃法很多,可将牡蛎肉与鸡蛋同炒,也可将鲜牡蛎肉挂上面糊在平底锅上煎黄,再加上茼蒿菜蘸上花生酱食用,清香鲜嫩。鲜牡蛎肉还可以煮成汤,用于涮鱼片。我国沿海不少地区还将鲜活牡蛎剥出,用冷开水洗净,直接拌上姜末、醋或胡椒、大葱、香油后食用。牡蛎经加工晒干,与猪肉、枸杞子、木耳一起煲汤,有一股特有的香味,对于素体虚弱的失眠患者最为适宜。

4. 失眠患者如何判断自己的体质

人体在体质上存在着个体差异,中医通常将人的体质分为正常体质、气虚体质、阳虚体质、血虚体质、阴虚体质、阳盛体质,以及气郁体质 7 种类型,了解人的体质特点是辨证用膳、正确选择食疗方法的重要一环,失眠患者可根据以下描述判断自己的体质类型。

(1)正常体质:多由先天禀赋良好,加之后天调养得当所形成。具有阴阳平衡,气血旺盛流畅,脏腑功能协调正常,机体抗病能力强的生理特征。

(2)气虚体质:元气不足,脏腑功能衰弱,抗病能力不强。主要表现为精神疲惫,肢体倦怠,动则易出汗,易于感冒等。

(3)阳虚体质:阳气偏衰,功能减退,热能不足,抗寒力弱。主要表现为面色淡白无华,口淡不渴,形寒喜暖,四肢欠温,不耐寒冷,精神不振,大便易溏,小便清长。

(4)血虚体质:营血不足,濡养功能减弱。主要表现为形体瘦弱,面色苍白无华,口唇指甲色淡无华,毛发干枯易落。

(5)阴虚体质:阴精偏衰,功能虚亏。主要表现为形体消瘦,五心烦热,口渴喜饮,舌质红,苔薄少。

(6)阳盛体质:阳气偏盛,机体各种功能亢奋,热能过多。表现为形壮体热,面色红光,喜冷怕热,口渴喜饮,口苦口臭,小便短赤,大便干结等。

(7)气郁体质:机体气机壅滞不畅,以妇女多见。主要表现为性情急躁易怒,忧郁寡欢,时欲叹息,食欲缺乏等。

5. 失眠患者的饮食如何因人、因时、因地而异

失眠患者由于性别、年龄、体质不同,所处的地理环境各

异,加之病情、饮食习惯和嗜好也不一样,故不同失眠患者的饮食应因人、因时、因地而异。原则上是根据失眠患者的具体情况,选择适宜的食物。

(1)人的体质有阴、阳、强、弱的不同,如阴虚的人形体偏瘦,舌质偏红且瘦而干,易于"上火",情绪易激动,饮食应当以清淡为宜,忌食辛辣火燥之品。而阳虚的人则相对较丰腴,肌肉松弛,舌体胖大而质淡,饮食应偏重甘而温,而不宜寒凉。另外,由于年龄不同,生理状况的差异,故而食疗也有区别。老年人组织器官与生理功能逐渐衰退,应注意补益,但不可太过,否则会适得其反,饮食应当清淡可口,荤素搭配,以素为主,同时烹调要细、软、烂、熟,宜少食多餐。青少年由于生长发育快,应保证食物营养充足、合理多样、富含蛋白质和维生素,忌偏食挑食。

(2)因时而异是适应四季气候的变化,选择相宜食物,但并不排斥其他一般性常用食物。一年中有春、夏、秋、冬四季,节气时令、温度、湿度等是有差别的,失眠患者在不同季节吃什么、怎样吃也应随时令而有区别。春夏季节应注意饮食有利于阳气保养,而秋冬季节饮食要有利于阴气维护才有利于养生。春天宜多食小白菜、油菜、胡萝卜、芹菜、菠菜等;夏季以甘寒清凉为宜,适当添加清淡、祛暑的食物,如黄瓜、苦瓜、绿豆、赤小豆、薏苡仁、丝瓜等;秋季可适当多吃荸荠、百合、甘蔗等食物;冬季则宜多吃大枣、核桃仁、羊肉等食物。

(3)我国地域辽阔,地理环境多样,尤其风俗各异,饮食习惯也相差很大,因地而异则有利于疾病的治疗和身体的康复。例如,西北地区多高原,气温低且干燥,故食物宜偏湿润,而南方地区气温偏高、多雨、潮湿,所以食物宜偏辛燥。

当然有些地区还有特别的饮食习惯,如四川人爱食麻辣,上海、苏州、无锡人爱食甜食,山东人爱吃大葱等嗜好,但不能与养生的食疗混为一谈。

6. 失眠患者能选用保健补品吗

保健补品用之得当确可促进病体的康复,但病有当补与不当补之分,同时保健补品还有补阴补阳、补气补血等的不同,保健补品不可滥用、过服。有的患者以为保健补品有益无损,多多益善,但往往适得其反,要根据患者的具体情况有目的、有针对性地选用保健补品,切不可不加分析地乱用。

失眠患者能否选用保健补品?在众多的保健补品中哪些适合失眠患者食用?这是失眠患者较为关心的问题。大凡具有清热养阴、清泻心火、镇静安神、养血清脑、宁心助眠功能,能改善睡眠,消除心烦急躁、失眠多梦等症状的保健品,对失眠患者是有利的,可以选用;只有少数保健补品具有滋补温阳作用,不仅容易腻胃,还影响失眠的治疗和康复,这些保健补品失眠患者不宜服用。"补"的目的除立足于补充人体必需的营养成分外,还应包括调整人体脏器功能及物质代谢平衡,所以对失眠患者来说,凡能补虚扶正、益气养阴、清热平肝、养心安神、镇静助眠,促使阴阳平衡,对失眠有预防治疗作用的药物和食物均有一定补益作用。百合、桂圆、蜂蜜、牛奶、核桃仁等具有益气养阴、养心安神、改善睡眠之功效,对失眠有较好的预防治疗作用,称得上失眠患者的"补药"。

失眠患者多数有心火旺的情况存在,一般而言是忌用具有温补作用的保健补品的,以免适得其反。对于体质虚弱的失眠患者,如出现心胆气虚、心脾两虚、阴虚火旺,可按中医辨证论治的原则选用保健补品。不过要注意去伪存真,不能只听广告,一定要在医生的指导下选用保健补品。例如,人参虽是名贵的补品,但并非每个人都可以用,气虚者可以适当选用,阳热炽盛者则忌用人参;甲鱼具有滋补阴津的功效,适宜于肝肾阴虚之患者,阳虚患者不宜应用。

趋补厌攻是病家的一大通病,常常干扰病变的进程而导致误治。徐灵胎在《医学源流论·人参》中针对当时喜补厌攻的风气,一针见血地指出滥用人参的害处,一般人只知道人参的滋补之功,而不知人参有"杀身破家"之害。病者吃人参致死"可以无恨",而医家视其为"邀功避罪之圣药"。殊不知"人参一用,凡病之有邪者即死,其不得死者,终身不得愈"。保健品只能说是对某些失眠患者有保健作用,能够包治百病的保健品是没有的。辨证论治是中医的特色和优势,选用保健补品当以辨证为基础,我们要切记。

7. 喝牛奶能帮助睡眠吗

牛奶味甘,性平。具有补虚损,益肺气,润皮肤,解毒热,润肠通便等功效。牛奶是病后康复及虚弱劳损患者最常用的营养保健饮品。

自古以来牛奶就是补虚滋养的佳品,《日华子本草》还认为它有"养心"的功效。牛奶含有丰富的蛋白质、钙质,特别是牛奶中的钙与蛋白质是结合在一起的,两者极易被人体吸收,是最好的高蛋白、高钙、低胆固醇食品,可作为补充蛋白质和钙的良好来源。牛奶还含有维生素 B_2、维生素 B_1、维生素 A、叶酸、糖类、烟酸、铁、镁、钾、磷等成分,能全面提供人体需要的营养素、热能,提高机体的免疫功能,常喝牛奶可以延缓衰老,预防疾病,增强体质。由于我国许多地区的饮食结构仍呈低蛋白、低钙型,因此提倡多饮牛奶有利于改变饮食构成的不合理状况,对提高人民健康水平有重要意义。

对于失眠患者来说,常饮牛奶可帮助睡眠,改善睡眠状态,增强记忆,消除头晕乏力、心烦急躁等自觉症状,所以失眠患者宜常喝牛奶。当然,牛奶的饮用宜适量,绝不能无限制地大量摄入,患者过量食入不仅不能完全吸收,还可导致腹胀、腹泻等,反而对身体不利。

8. 吃蜂蜜能帮助睡眠吗

蜂蜜亦称蜂糖,是由蜜蜂采集花粉酿制而成。蜂蜜味甘,性平。具有滋养补中,润肺止咳,清热解毒,健脾益胃,养血保肝,润肠通便,缓急止痛,益寿养颜,强壮身体等功效,是男女老幼皆宜的优良食品和良药。

蜂蜜是大自然赠予人们的奇异礼物,它不仅味道甜美,营养丰富,而且是治疗多种疾病的良药,被誉为"健康之友"。据测定,蜂蜜中含有60多种有机成分和无机成分,主要成分是糖类,其中果糖占39%,葡萄糖占34%,蔗糖占8%,其次是蛋白质、糊精、脂肪、多种有机酸、酶类和维生素,故是滋补上品。现代研究表明,常吃蜂蜜可促进人体组织的新陈代谢,调整胃肠功能,增进食欲,改善血液循环,恢复体力,消除疲劳,增强记忆,润肺止咳,防止大便秘结,改善睡眠。因此,蜂蜜对体质虚弱者及高血压、冠心病、神经衰弱、慢性支气管炎、支气管哮喘、贫血、失眠、便秘、慢性胃炎、消化性溃疡等慢性病患者都是非常有益的,失眠患者适当食用蜂蜜确实能帮助睡眠。

由于蜂蜜含有的多种氨基酸、维生素及其他营养物质在高温如加热到97℃以上时,其中营养素几乎全被破坏,所以食用蜂蜜不能煮沸,也不宜用沸水冲服,最好用<60℃的温开水冲服,或拌入温牛奶、豆浆、稀粥中食用。注意不吃生蜜,尤其是夏季产的生蜜,因为夏季野花众多,蜜蜂采了部分有毒野生植物的花粉,所酿的蜂蜜可引起中毒,夏季酿蜜需经化验加工后方可食用。

9. 如何用莲子制成食疗方调治失眠

莲子为睡莲科多年生水生草本植物莲的成熟种子。莲子味甘、涩,性平。具有补脾养心,益肾固精之功效。多食莲子对脾虚腹泻、头晕肢麻、阳痿遗精、心悸健忘,以及带下病、腰腿酸痛等有一定的调治作用,也是失眠患者的保健食品,尤其适宜于心脾两虚型、心肾不交型、心胆气虚型等虚损性失眠患者食用。

现代研究表明,莲子含有大量的淀粉、棉子糖,以及蛋白质、脂肪、钙、磷、铁等营养成分,能改善脑细胞功能,具有镇静、降血压、安神等多种作用,是失眠、心悸、健忘、神经衰弱、高血压、腰腿痛等多种慢性病患者的疗效食品。日常生活中以莲子为主要原料制成的食疗方较多,可供选用。

(1)莲子粉粥

原料:莲子20克,大米60克。

制作:将莲子煮熟,晒干,除壳,磨成粉。大米放入锅中,加入清水适量,大火煮沸后,改用小火熬煮成稀粥,待粥将成时,入莲子粉,再稍煮片刻即可。

用法:每日 1 剂,早晚分食。

功效:益肝肾,补心脾,养心神。

适应证:心脾两虚、心胆气虚、心血不足引起的失眠健忘、心悸乏力等。

(2)远志莲子粥

原料:远志 30 克,莲子 15 克,大米 50 克。

制作:将远志浸泡去心、皮,烘干,与莲子一同研为细粉。把淘洗干净的大米放入锅中,加入清水 500 毫升,用大火煮沸后,改用小火熬煮成稀粥,待粥将成时,入远志、莲子粉,再稍煮片刻即可。

用法:每日 1 剂,早晚分食。

功效:益智安神,固肾益精,补脾养心。

适应证:心脾两虚、心胆气虚、心血不足、气血亏虚等体质虚弱所致的失眠健忘、心悸怔忡等。

(3)枣莲绿豆粥

原料:大米、白糖各 50 克,绿豆、莲子各 20 克,大枣 30 克。

制作:将大米与绿豆分别淘洗干净,一同放入锅中,加入清水适量,用大火煮沸后,加入洗净的大枣、莲子,改用小火再煮 30 分钟,至大米、莲子和绿豆酥烂粥将成时,调入白糖,再稍煮片刻即可。

用法:每日 1 剂,早晚分食。

功效:补益心脾,宁心安神。

适应证:心脾两虚、心胆气虚之失眠、心烦、心悸。

(4)冰糖莲子汤

原料:水发莲子 100 克,冰糖 60 克,山楂糕 50 克。

制作:将山楂糕切成丁,与水发莲子、冰糖一同放入锅中,加清水适量煮沸,待莲子煮熟浮在水面时,倒入汤盘内,撒上山楂糕丁即可。

用法:每日1剂,早晚佐餐食用。

功效:补脾肾,养阴血,宁心神。

适应证:心脾两虚、心胆气虚、心肾不交之失眠。

(5)猪肉莲子芡实汤

原料:猪肉200克,莲子肉、芡实肉各50克,食盐适量。

制作:将猪肉洗净,切成小块,与莲子肉及芡实肉一同放入锅中,加入清水适量,大火煮沸后,改用小火煨汤,至猪肉熟烂汤成,加食盐调味即可。

用法:不拘时随意食用。

功效:健脾补肾,宁心安神。

适应证:心烦失眠,心悸多梦,肾虚腰膝酸痛,梦遗滑精,夜尿频多,大便溏泄等。

10. 如何用桂圆肉制成食疗方调治失眠

桂圆肉又称龙眼肉,为无患子科常绿乔木植物桂圆的假种皮。桂圆肉味甘,性平。具有益脾开胃,养血安神,补虚增智之功效。桂圆肉适用于思虑过度及心脾两虚、气血不足所致的惊悸怔忡,食少体倦,头晕目眩,便血崩漏等,也是失眠患者不可多得的保健食品。

清代名医王士雄称桂圆为"果中神品,老弱宜之"。现代研究表明,每100克果肉中含糖类17克,蛋白质15克,还含有磷118毫克,钙30毫克,铁4.4毫克,以及较丰富的维生素C和B族维生素等,其营养成分确实非一般果品可比。桂圆用于安神助眠可以单食,也可以配制成各种药膳食用,如浸酒制成桂圆酒,煮粥制成桂圆粥,炖汤制成桂圆汤等。用桂圆肉、莲子、芡实各适量炖汤,于睡前食用,治疗失眠、健忘有良好的效果;每次取桂圆 15～30 克,加水煎汤,临睡前饮用,对改善神经衰弱患者的睡眠有明显效果。

失眠患者,尤其是体质虚弱之失眠患者,宜多吃常吃桂圆肉。以桂圆肉为主料制成的调理失眠的食疗方有很多,除上面所说的食疗方外,以下几种也较常用。

(1)四元汤

原料:莲子、桂圆肉、大枣、百合各 15 克。

制作:将莲子、桂圆肉、大枣、百合分别洗净,一同放入锅中,加入清水适量,大火煮沸后,改用小火炖 20～30 分钟即可。

用法:每日 2 次,食桂圆、莲子、大枣、百合,并喝汤。

功效:养心宁神,益气补虚,缓解疲劳,改善睡眠。

适应证:心脾两虚、心胆气虚、心血不足等体质虚弱所致的失眠健忘、心悸怔忡、头晕耳鸣等。

(2)桂圆鸡丁

原料:鸡脯肉 200 克,桂圆肉 20 克,小白菜 30 克,鸡蛋 2 个,植物油、食盐、白糖、酱油、味精、黄酒、胡椒粉、葱花、生姜片、蒜苗段、鲜汤、湿淀粉各适量。

制作:将桂圆肉、小白菜分别洗净;取一小碗,加入白糖、酱油、味精、鲜汤、胡椒粉、湿淀粉,调成汁;鸡脯肉用刀背捶松,切成 1.5 厘米见方的小丁,放在碗中,加食盐和湿淀粉拌匀。炒锅置火上,放入植物油烧热,倒入桂圆肉、鸡丁快速炒至鸡肉发白、质干,加入黄酒、葱花、生姜片、蒜苗段,炒匀后加入调味汁,再放入在油锅中滑过的小白菜,稍炒即可。

用法:佐餐食用。

功效:补脾益肾,养心安神。

适应证:神经衰弱,失眠健忘,血虚心悸,脾虚泄泻等。

(3)栗子桂圆粥

原料:栗子 10 个,桂圆肉 15 克,大米 75 克。

制作:将栗子去壳,洗净,切成碎块,与淘洗干净的大米一同放入锅中,加入清水适量,大火煮沸后,改用小火慢煮,待粥将成时,放入桂圆肉,再稍煮即可。

用法:每日 1 次,早餐食用。

功效:补肝肾,益脾胃,强筋骨,养阴血,安心神。

适应证:心脾两虚、心胆气虚、心血不足、心肾不交等体质虚弱所致的失眠。

(4)桂圆芡实酸枣粥

原料:桂圆肉、芡实各 20 克,酸枣仁 15 克,大米 100 克,蜂蜜 30 毫升。

制作:将芡实、酸枣仁一同放入砂锅中,加入清水适量,水煎去渣取汁。再将药汁与桂圆肉、淘洗干净的大米一同放入锅中,加清水适量,共煮成粥,食用时调入蜂蜜即可。

用法:每日早晚温热食用。

功效:补肝肾,养阴血,安心神。

适应证:肝肾阴虚、心脾两虚、心胆气虚、心血不足引发的失眠健忘、心悸头晕等。

(5)小麦大枣桂圆粥

原料:小麦 50 克,大枣(去核)5 枚,桂圆肉 15 克,白糖 20 克,大米 100 克。

制作:将小麦淘洗干净,加热水浸涨,倒入锅中,煮熟取汁水,再加入淘洗干净的大米、大枣和切碎的桂圆肉,用大火烧开后转用小火熬煮成稀粥,起锅时加入白糖,搅匀即可。

用法:每日 2～3 次,温热食用,连续食用 4～5 日为 1 个疗程。

功效:养心益肾,清热止汗,补益脾胃,除烦止渴。

适应证:肝肾阴虚、心脾两虚、心胆气虚、气血不足之失眠健忘、头晕耳鸣,妇女脏躁。

11. 如何用核桃仁制成食疗方调治失眠

核桃仁又名胡桃仁,是胡桃科植物胡桃的成熟果实,含有丰富的营养素,是世界四大干果之一。核桃仁味甘,性温。具有补肾固精,温肺定喘,健脑益智,安补助眠,润肠通便之功效,是人们常用的保健食品。

有日本学者指出,核桃仁的外形很像人脑皮质表面的脑回沟,食核桃仁能调整脑细胞功能,令人聪明,改善睡眠。我国民间常用核桃仁配上黑芝麻、桑叶捣泥为丸,以治疗失眠、眩晕、健忘、便秘等。常吃核桃仁对防治动脉硬化、高血压、失眠、便秘、冠心病、脑卒中后遗症、老年性痴呆等多种慢性病都有益处,是中老年人的优质食品,故有人把它称为"长寿果"。

核桃仁是调治失眠的食疗佳品,以核桃仁为主料制成的调理失眠的食疗方较多。

(1)核桃麻桑丸

原料:核桃仁 80 克,黑芝麻 100 克,桑叶 60 克。

制作:将桑叶晒干,研粉成细末;核桃仁淘洗干净;黑芝麻洗干净,炒熟。将桑叶粉、核桃仁、黑芝麻共捣烂为泥,制成如小丸,装瓶备用。

用法:每次 6 克,每日 2~3 次,用温开水冲服。

功效:补肝肾,养阴血,润肠道,安心神。

适应证:肝肾不足、阴血亏虚、心神失养所致的失眠、眩晕、健忘、便秘等。

(2)四仁安神糕

原料:核桃仁、柏子仁各 15 克,松子仁、酸枣仁各 10 克,糯米粉、粳米粉各 50 克。

制作:将核桃仁、柏子仁、松子仁、酸枣仁一同研为细末,混匀后与糯米粉、粳米粉一同放入盆中,加入清水适量,揉成 8 个粉团,用模具压制成方糕,置蒸笼中蒸熟即可。

用法:每次 4 块,趁热吃下,每日 2 次。

功效:滋补肝肾,定喘安神。

适应证:肝肾阴虚、心脾两虚、心胆气虚之失眠,对伴有咳喘者尤为适宜。

(3)红糖拌核桃仁

原料:核桃 8 个,红糖适量。

制作:将核桃放火上烤熟,去壳,取核桃仁,压碎后与红糖拌匀即可。

用法:每日 1 剂,于晚间用开水分 2 次冲饮。

功效:补益肝肾,养血宁心,润肠通便。

适应证:肝肾不足、心血失养之失眠,对伴有贫血、便秘者尤为适宜。

(4)核桃仁芡实粥

原料:核桃仁 20 克,芡实 30 克,大枣 10 枚,大米 50 克。

制作:将核桃仁、大枣(去核)及芡实分别洗净,研碎,与大米一同放入锅中,加入清水适量,共煮成稀粥即可。

用法:每日 1 剂,分早晚温食之。

功效:补益肺脾肾,镇静养心神。

适应证:肝肾不足、心脾两虚、心胆气虚等虚性失眠。

(5)桃仁健脑粥

原料:百合 10 克,黑芝麻 20 克,核桃仁 25 克,大米 100 克。

制作:将百合洗净,大米、黑芝麻淘洗干净,与核桃仁一同放入锅中,加入清水适量,小火煮成粥即可。

用法:每日早晚温热食用。

功效:补肾养肝,健脑安神。

适应证:肝肾不足、心脾两虚、心胆气虚等虚性失眠,对伴有便秘者尤为适宜。

12. 用于调治失眠的食疗单方有哪些

方 1

原料:生鸡蛋黄 1 个。

用法:取开水 1 杯,调入鸡蛋黄,搅匀备用。临睡前先用温水洗脚,然后趁热喝下蛋黄汤。

适应证:失眠。

方 2

原料:西瓜适量。

用法:将西瓜洗净,切成片,随意食用。

适应证:心火内炽、阴虚有热之失眠。

方 3

原料:小米 100 克。

用法:将小米淘洗干净,放入锅中,加入清水适量,大火煮沸后,改用小火煮至米熟粥成即可。每日早晚食用。

适应证:阴虚内热之失眠心烦。

方 4

原料:水发海参 50 克,冰糖适量。

用法:将海参洗净,放入锅中,加入清水适量,炖至海参熟烂,入冰糖,再炖片刻即可。早饭前空腹食用。

适应证:肝肾阴虚型、心肾不交型失眠。

方 5

原料:黄花菜 50 克,冰糖适量。

用法:将黄花菜浸泡软后,去头,洗净,放入锅中,加入清水适量,大火煮沸后,改用小火再煮 10 分钟,再加入冰糖,稍煮使冰糖溶化,搅匀即可。每晚睡前 1 小时食用。

适应证:阴虚内热之心烦失眠。

方 6

原料:海蜇皮 50 克,荸荠 100 克。

用法:将海蜇皮洗净,荸荠去皮、洗净并切片,一同放入锅中,加入清水适量,小火煮汤。每日 2 次,食海蜇、荸荠,喝汤。

适应证:痰热内扰之失眠。

方 7

原料:大枣 5 枚,小米 100 克。

用法:将小米、大枣淘洗干净,一同放入锅中,加入清水适量,大火煮沸后,改用小火煮成稀粥即可。每日早晚餐食用。

适应证:气血不足、心失所养之失眠。

方 8

原料:百合 100 克,莲子 25 克。

用法:将百合、莲子淘洗干净,一同放入锅中,加入清水适量,大火煮沸后,改用小火煮成稀粥。早晚餐食用。

适应证:虚火内扰之心烦失眠。

方 9

原料:茼蒿菜、菊花嫩苗各 100 克。

用法:将茼蒿菜、菊花嫩苗淘洗干净,一同放入锅中,加入清水适量,煮汤,每日早晚食用。

适应证:烦热头昏,睡眠不安。

方 10

原料:睡莲根 30 克(鲜品加倍)。

用法:将睡莲根洗净,切成小块,放入锅中,加入清水适量,水煎去渣取汁。每晚睡前代茶饮。

适应证:虚烦失眠。

13. 适宜于失眠患者食用的粥类食疗方有哪些

(1)茺蔚子粥

原料:茺蔚子 10 克,枸杞子 15 克,大米 100 克,白糖适量。

制作:将茺蔚子、枸杞子水煎去渣取汁,与淘洗干净的大米一同放入锅中,再加入清水适量,大火煮沸后,改用小火煮至米熟粥成,调入白糖即可。

用法:每日1剂,分早晚食用。

功效:滋肾养阴,平肝清火。

适应证:心肝火旺型、肝肾阴虚型失眠。

(2)桂圆莲子粥

原料:桂圆肉15克,莲子20克,大米100克,冰糖适量。

制作:将桂圆肉、莲子、大米分别淘洗干净,一同放入锅中,加入清水适量,大火煮沸后,改用小火煮至米熟粥成,调入冰糖即可。

用法:每日1剂,分早晚温热食用。

功效:益气血,安心神。

适应证:心脾两虚型、心胆气虚型失眠。

(3)地黄枣仁粥

原料:生地黄、酸枣仁(捣碎)各30克,大米100克。

制作:将酸枣仁、生地黄一同水煎去渣取汁,与淘洗干净的大米共煮成稀粥。

用法:每日1~2剂,分早晚温热食用。

功效:滋肾水,清心火,安心神。

适应证:阴虚内热、心血不足之失眠,心悸,心烦。

(4)八宝鹌鹑蛋粥

原料:枸杞子、薏苡仁、扁豆、莲子、山药、桂圆肉、百合各10克,大枣6枚,鹌鹑蛋3个,大米100克,白糖适量。

制作:将枸杞子、薏苡仁、扁豆、莲子、山药、桂圆肉、百合、大枣分别淘洗干净,一同放入锅中,加入清水适量,先用小火煎煮30分钟,放入淘洗干净的大米,继续煮至米熟粥成,调入鹌鹑蛋液,再稍煮片刻即可。

用法:每日 2 剂,早晚食用。

功效:补益气血,养心安神。

适应证:体质虚弱、心悸失眠健忘者。

(5)远志猪心莲米粥

原料:远志 30 克,莲子 20 克,猪心 1 个,大米 100 克。

制作:将远志、莲子烘干,研为末;猪心洗净,切碎。将莲子末、猪心与淘洗干净的大米一同放入锅中,加入清水适量,大火煮沸后,改用小火煮至米、肉熟烂,粥成。

用法:每日 2 剂,早晚食用。

功效:益肾养心,安神。

适应证:心肾不交型、心脾两虚型失眠。

(6)芝麻核桃桑叶粥

原料:黑芝麻、核桃仁各 50 克,桑叶 30 克,大米 100 克。

制作:将桑叶水煎去渣取汁,与淘洗干净的大米、研碎的核桃仁及黑芝麻一同放入锅中,加入清水适量,大火煮沸后,改用小火煮粥,至米熟粥成即可。

用法:每日 1 剂,分早晚餐食用。

功效:滋补肝肾,益气养血,宁心安神。

适应证:肝肾阴虚型、心肾不交型、心脾两虚型失眠。

14. 适宜于失眠患者食用的汤羹类食疗方有哪些

(1)磁石猪肾汤

原料:磁石 50 克,酸枣仁 20 克,猪肾 2 个,食盐、味精、葱花、生姜片、香油各适量。

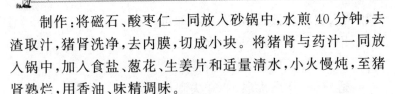

制作:将磁石、酸枣仁一同放入砂锅中,水煎40分钟,去渣取汁,猪肾洗净,去内膜,切成小块。将猪肾与药汁一同放入锅中,加入食盐、葱花、生姜片和适量清水,小火慢炖,至猪肾熟烂,用香油、味精调味。

用法:每日1剂,晚饭时食猪肾,喝汤。

功效:滋肾平肝,养心安神。

适应证:阴虚火旺型、心肾不交型、肝肾阴虚型失眠。

(2)乌龟百合汤

原料:乌龟肉250克,百合50克,大枣10枚。

制作:将乌龟肉洗净,切成小块,与洗净的百合、大枣一同放入砂锅中,加入清水适量,大火煮沸后,改用小火慢炖至乌龟肉熟烂即可。

用法:食乌龟肉,喝汤。

功效:滋阴清热,补虚养心,安神。

适应证:阴虚型失眠。

(3)天麻甲鱼汤

原料:天麻18克,甲鱼400克,食盐、味精各适量。

制作:将甲鱼宰杀,去内脏洗净,与天麻一同放入锅中,大火煮沸后,改用小火慢炖,至甲鱼熟烂,加入食盐、味精,再煮3分钟即可。

用法:空腹食甲鱼肉,喝汤,每3日1次。

功效:滋阴养血,补肾健脑。

适应证:失眠。

(4)豆腐鱼头汤

原料:鲤鱼头1个,豆腐200克,芡实25克,芹菜、葱花、生姜片、食盐、香油各适量。

制作:将鲤鱼头洗净,切成小块,放入锅中,加入葱花、生姜片及适量清水,大火煮沸后去泡沫,改用小火慢煮。芡实在热水中浸软去皮,放入鱼头汤锅中,加豆腐及食盐,淋上香油,再放入少许洗净、切碎的芹菜,稍煮片刻即可。

用法:佐餐食豆腐、鱼头肉,喝汤。

功效:滋养健脑。

适应证:神经衰弱失眠。

(5)首乌藤麦豆汤

原料:首乌藤 20 克,小麦(脱皮)60 克,黑豆 30 克。

制作:将首乌藤洗净,水煎去渣取汁,与淘洗干净的黑豆、小麦一同放入锅中,再加清水适量,小火煮至小麦黑豆熟烂即可。

用法:每日 1 剂,食小麦、黑豆,并喝汤。

功效:滋肾养肝,宁心安神。

适应证:各种失眠,对心肾不交型失眠更为适宜。

(6)红薯山药大枣羹

原料:红薯 200 克,山药 150 克,大枣 10 枚,山芋粉、红糖各适量。

制作:将红薯洗净,切成细粒;山药洗净,去皮,切成薄片;大枣洗净。将红薯粒、山药片及大枣一同放入锅中,加入清水适量,煮至将成稠糊时,捞出大枣核,调入山芋粉、红糖,边搅边调,继续用小火煨煮至成羹即可。

用法:每日 1 剂,早晚分食之。

功效:益气健脾,养血宁心,宽肠通便。

适应证:各种失眠,对伴有便秘者尤为适宜。

15. 适宜于失眠患者食用的菜肴类食疗方有哪些

（1）银耳豆腐

原料：银耳50克，嫩豆腐300克，香菜叶10克，食盐、味精、香油、湿淀粉、鲜汤各适量。

制作：将银耳用温水泡发，洗净，放在沸水锅中焯透，捞出后均匀地摆放在盘中；嫩豆腐压碎成泥，加入食盐、味精、湿淀粉搅成糊备用。在调好的豆腐泥上面撒上香菜叶，上笼蒸5分钟左右，取出后均匀地摆在装有银耳的盘子里。锅中加入鲜汤、食盐，烧沸后加味精，用少量的湿淀粉勾芡，浇在银耳、豆腐上即可。

用法：当菜佐餐，随意食用。

功效：滋阴降火，润肺安神。

适应证：阴虚火旺型失眠，对伴有干咳者尤为适宜。

（2）茭白炒鸡蛋

原料：茭白150克，鸡蛋3个，葱花、食盐、植物油、味精、鲜汤各适量。

制作：将茭白去皮，洗净，放入沸水中焯一下捞出，切成小片；将鸡蛋液打入碗中，加入食盐搅匀备用。将炒锅上火，放入植物油，烧热后爆葱花，倒入蛋液炒熟，盛于盘中。接着原锅上火，放入植物油烧热，入茭白片翻炒片刻，加入鲜汤、食盐、味精，稍炒后倒入熟鸡蛋，再一同翻炒几下即可。

用法：佐餐食用。

功效：补气养血，滋阴生津，宁心安神。

适应证：心脾两虚型、心肾不交型、阴虚火旺型失眠。

（3）百合炒芹菜

原料:鲜百合 200 克,芹菜 500 克,干红辣椒 2 个,食盐、味精、白糖、黄酒、植物油、葱花、生姜末各适量。

制作:将芹菜摘去根和老叶,洗净,放入沸水锅中烫透捞出,沥净水,大棵根部(连同部分茎)先竖刀切成 2～3 瓣,再横刀切成约 3 厘米长的段;百合去杂质后洗净,剥成片状。干红辣椒去蒂、子,洗净,切成细丝备用。炒锅上火,放入植物油烧热,下葱花、生姜末、干红辣椒炝锅,随即倒入百合瓣、芹菜段继续煸炒透,烹入黄酒,加入白糖、食盐、味精翻炒几下,出锅装盘即可。

用法:当菜佐餐,随意食用。

功效:滋阴降火,宁心安神。

适应证:阴虚火旺型失眠。

（4）柏子仁炖猪心

原料:柏子仁 15 克,猪心 1 个,食盐、葱段、香油、味精各适量。

制作:将猪心洗净,剖开,柏子仁放入猪心腔中,再将猪心、葱段、食盐一同放入砂锅中,加入清水适量,大火煮沸后,改用小火慢炖至猪心熟烂,用香油、味精调味即可。

用法:食猪心,喝汤。

功效:养心安神,补血润肠。

适应证:阴血亏虚之心悸失眠。

（5）合欢花蒸猪肝

原料:合欢花(干品)12 克,猪肝 100 克,食盐适量。

制作:将合欢花放碟中,加清水少许,浸泡 4～6 小时,再将猪肝洗净,切片,同放碗中,加食盐调味,隔水蒸熟即可。

用法:佐餐食用猪肝。

功效:疏肝理气,养肝安神。

适应证:更年期失眠。

(6)佛手番茄炖豆腐

原料:佛手 15 克,番茄 100 克,豆腐 250 克,食盐、味精、植物油各适量。

制作:将佛手洗净,水煎去渣取汁;豆腐、番茄分别洗净,切成小块备用。锅烧热,放入植物油,待油热后先煎豆腐,再放入番茄、药汁,加入食盐、清水,炖至番茄熟时,用味精调味即可。

用法:每日 2 次,食豆腐、番茄,喝汤。

功效:清热养阴,疏肝理气。

适应证:肝郁化火型、肝气郁滞型失眠。

16. 适宜于失眠患者食用的面点类食疗方有哪些

(1)利眠饼

原料:茯苓 10 克,酸枣仁 30 克,法半夏 6 克,黄芪 12 克,小麦面粉 400 克,白糖适量。

制作:将茯苓、酸枣仁、法半夏、黄芪水煎 2 次,去渣取汁备用。把小麦面粉和白糖放容器内混匀,用药汁及适量清水调和,制成面饼若干,烙熟即可。

用法:作主食食用。

功效:健脾养心安安神。

适应证:心脾两虚、心胆气虚、心血不足、心肾不交等体质虚弱所致的失眠。

（2）长寿面

原料：胡萝卜 1 个，嫩笋 1 小枝，香菇 30 克，猪肉 150 克，墨鱼 1 条，桂圆肉 20 克，卤蛋 3 个，鸡汤约 2 000 毫升，面条、姜汁、葱花、猪油、料酒、酱油各适量。

制作：将胡萝卜、嫩笋分别洗净，切片；香菇水发，切成丝；猪肉洗净，切成薄片；墨鱼宰杀，去肠、足，洗净，在沸水中烫过，切成片；桂圆肉用开水浸泡 1 小时，待其柔软备用；卤蛋切为两半。炒锅上大火，放入猪油，先炒胡萝卜，再加入嫩笋、猪肉片共炒，随即放入鸡汤、姜汁，继而加墨鱼、香菇，用酱油、料酒调味，盖锅煮沸后放入葱花，略煮一下，离火。用另一个锅将面条煮好，分盛 6 碗，分别放入煮好的汤菜，将桂圆肉倒上，卤蛋半个盖在上面即可。

用法：佐餐食用。

功效：补养元气，益脑宁神。

适应证：神经衰弱，失眠，体倦乏力。

（3）五仁元宵

原料：糯米粉 1500 克，白糖、西瓜子仁、芝麻、花生仁、核桃仁、榛子仁各 50 克，面粉 100 克，香油、青红丝、桂花酱各适量。

制作：将白糖、西瓜子仁、芝麻、花生仁、核桃仁、榛子仁、面粉、香油、青红丝、桂花酱和在一起拌匀，用板压成 1.8 厘米见方的块，做成馅。将切压好的馅块放在笊篱上进水里蘸一下，再滚上糯米粉，反复 4～5 次，达 25 克重即可。取锅煮汤圆，汤圆进锅后须不使锅内开水翻滚，翻滚时可沿四周掺入冷水，否则会把汤圆煮烂。汤圆刚放入锅时是沉在锅底的，若是火候到了，就会浮上水面，再稍煮即可。

用法:每次可食汤圆 5～10 个,并喝汤。

功效:补精填髓,益气养血,润肠通便。

适应证:神经衰弱,失眠心悸,头晕乏力等。

(4)鹌鹑蛋糕

原料:鹌鹑蛋 40 个,面粉 500 克,白糖 300 克,熟猪油 20 克,食用香精适量。

制作:将鹌鹑蛋打入大碗中,加入白糖,放入 70℃的温水 100 毫升,顺着一个方向搅打 2～5 分钟,撒入面粉,放入食用香精,轻轻地搅拌成糊浆。用大油盅 20 只,内壁涂上猪油各 1 克,将糊浆倒入盅内,每只盅倒八成满,上笼用大火蒸 15 分钟即可。

用法:佐餐食用。

功效:补气血,安心神,健脑益智。

适应证:心脾两虚、心胆气虚、心血不足、心肾不交等体质虚弱所致的失眠。

(5)花生脆饼

原料:党参 60 克,白术、黄芪、当归、酸枣仁各 20 克,茯苓、生姜、桂圆肉、大枣各 30 克,远志、木香、炙甘草各 12 克,炒花生仁 300 克,鸡蛋(用蛋清)10 个,白糖 600 克,熟植物油 160 毫升,碳酸氢钠粉 6 克,面粉 1 000 克。

制作:将党参、白术、黄芪、当归、酸枣仁、茯苓、生姜、桂圆肉、大枣(去核)、远志、木香、炙甘草分别淘洗干净,烘干,研为细末。把 6 个鸡蛋清倒入碗中搅拌片刻,与白糖、植物油、中药粉及清水 200 毫升一同倒入盛有面粉的盆中,用手调匀,反复糅和成面团,用干净湿纱布盖好,放置 30 分钟,揪成 40 个面剂,擀成直径为 7 厘米的圆饼。再把 4 个鸡蛋倒入碗中,搅拌后刷于面饼上,撒上花生仁瓣,稍拍一下,放入盘中,入烤箱烤熟即可。

用法:每次食 2 个饼,或随意食用。

功效:补气血,安心神。

适应证:神经衰弱,体质虚弱,失眠健忘,体倦乏力等。

(6)茯苓山药包子

原料:茯苓、山药各 50 克,面粉 500 克,猪肉 250 克,食盐、味精、料酒、生姜末、白糖、花椒粉、鸡汤、香油各适量。

制作:将茯苓放入淘米水中浸渍 12 小时,洗净,蒸熟,放入砂锅中,加清水适量,煎取浓汁;山药烘干,研为细粉;猪肉洗净,剁烂,加入食盐、味精、料酒、生姜末、白糖、花椒粉各适量,用鸡汤、茯苓药汁搅拌成稀糊状,滴入香油少许制成馅。再用温水、少许茯苓汁调和山药粉、面粉,和成团充分揉匀,揪成剂子,擀成圆薄面皮,加馅逐个包成包子,放入蒸锅中蒸熟即可。

用法:佐餐食用。

功效:益智健脾,养心安神。

适应证:心脾两虚之失眠健忘,心悸,腹胀,泄泻等,年老体弱者亦宜食用。

17. 药茶能调治失眠吗

茶不仅可单独冲泡饮用,也可与中药配合组成"药茶"冲泡或煎煮饮用,是人们日常生活中不可缺少的饮品。我国茶文化源远流长,历代医药学家都很重视茶叶的保健价值和对茶剂的研究,在浩如烟海的古医籍中记载了大量的药茶,如《外台秘要》中有消渴茶,《太平圣惠方》中记载有药茶方 10

余种,《食鉴本草》中亦有药茶方多种。《本草纲目》中说:"茶饮之,使人益思、少卧、轻身、明目、利小便、去痰热。"合理的用茶不仅能爽神益智,对多种疾病还有辅助治疗作用。药茶疗法就是应用某些中药加工制成茶剂,用于治疗调养有关疾病的一种独特的防病治病方法。而茶剂则是指含有茶叶或不含茶叶的药物,经过沸水冲泡或煎煮取汁,代茶饮用的一种制剂。

药茶的种类和剂型很多,从种类上讲有单方药茶、复方药茶,有含茶药茶、无茶药茶等,从剂型上看有冲泡剂、煎煮剂、散型剂、袋泡剂、块型剂等。药茶疗法对防病治病、养生保健起着重要作用,药茶有治疗效果而无明显不良反应,所用药物容易购买,并且配制简单,饮用方便,价格低廉,患者可以自己动手制作,故颇受人们喜爱,很多慢性病患者乐于采取药茶疗法进行调理。

失眠患者根据病情的不同选用适宜的药茶进行调理,能调整脏腑功能,确可达到改善睡眠,缓解失眠者头晕头痛、心烦急躁、神疲乏力诸症状的目的。

18. 适宜于失眠患者服用的药茶有哪些

(1)酸枣桂圆糖茶

原料:桂圆肉 15 克,酸枣仁 20 克,白糖适量。

制作:将桂圆肉、酸枣仁(捣碎)一同放入砂锅中,加入清水适量,水煎去渣取汁,将白糖加入药汁中,搅拌使白糖溶化即可。

用法:每日 1 剂,晚间睡觉前代茶饮。

功效:益肝肾,养阴血,安神助眠。

适应证:失眠。

(2)杞子莲子心茶

原料:枸杞子 20 克,莲子心 3 克。

制作:将枸杞子、莲子心一同放入茶杯中,用适量沸水冲泡,加盖焖 10 分钟即可。

用法:每日 1 剂,代茶饮。

功效:清心火,除烦热,安心神。

适应证:失眠,对心肾不交型、阴虚火旺型,以及肝肾阴虚型患者尤为适宜。

(3)莲子甘草茶

原料:莲子 2 克,生甘草 3 克。

制作:将莲子、生甘草一同放入茶杯中,用适量开水冲泡,加盖焖 10 分钟即可。

用法:每日 1 剂,代茶饮。

功效:清心泻火,除烦安神。

适应证:心火内炽之烦躁失眠。

(4)山楂菊花茶

原料:菊花 15 克,山楂 20 克,冰糖适量。

制作:将菊花、山楂分别淘洗干净,放入砂锅中,水煎去渣取汁,再把冰糖放入药汁中搅拌,使其完全溶化即可。

用法:每日 1 剂,代茶饮。

功效:疏风清热,活血化瘀,养血安神。

适应证:肝郁化火型、阴虚火旺型失眠。

(5)灯心竹叶茶

原料:灯心草 5 克,鲜竹叶 30 克。

制作:将灯心草、鲜竹叶分别洗净,加工成粗末,一同放入茶杯中,用适量开水冲泡,加盖焖10分钟即可。

用法:每日1剂,代茶饮。

功效:清心安神。

适应证:心火内炽之心烦失眠。

(6)安神茶

原料:半夏6克,茯苓9克,酸枣仁30克,黄连3克。

制作:将半夏、茯苓、酸枣仁、黄连分别加工成粗末,一同放入茶杯中,用适量开水冲泡,加盖焖10分钟即可。

用法:每日1剂,代茶饮。

功效:安神助眠。

适应证:神经衰弱失眠。

(7)花生叶茶

原料:干花生叶10克。

制作:将干花生叶加工成粗末,放入茶杯中,用适量开水冲泡,加盖焖10分钟即可。

用法:每日1剂,代茶饮。

功效:宁心安神。

适应证:心神不宁之心悸、心烦、失眠。

(8)莲心枣仁茶

原料:莲子心5克,酸枣仁15克。

制作:将莲子心、酸枣仁(捣碎)一同放入茶杯中,用适量开水冲泡,加盖焖10分钟即可。

用法:每日1剂,晚饭后代茶饮。

功效:宁心安神助眠。

适应证:心火亢盛之失眠。

(9)豆麦茶

原料:黑豆 30 克,浮小麦 40 克,莲子 7 个,大枣 10 枚。

制作:将黑豆、浮小麦、莲子、大枣分别淘洗干净,一同放入砂锅中,加入清水适量,水煎去渣取汁即可。

用法:每日 1 剂,晚饭后代茶饮。

功效:健脾养心,养血安神。

适应证:虚烦不眠,夜寐盗汗,神疲乏力,记忆力减退,心悸健忘等。

(10)双子茶

原料:枸杞子 15 克,女贞子 12 克。

制作:将枸杞子、女贞子分别淘洗干净,一同放入茶杯中,用适量开水冲泡,加盖焖 10 分钟即可。

用法:每日 1~2 剂,代茶饮。

功效:益肝肾,安心神。

适应证:肝肾阴虚之失眠。

19. 应用药茶调治失眠应注意什么

(1)谨防原料霉变:加工制作药茶的原料茶叶和中药容易受潮霉变,如果出现霉变,不但没有香味和药用价值,而且含有真菌毒素,对人体危害极大,故应谨防药茶霉变。

(2)辨证选用药茶:由于药茶所选用中药的不同,不同药茶有其各不相同的适用范围,失眠患者要在医生的指导下,全面了解药茶的功效和适应证,结合自己的病情辨证选用药茶,不加分析地乱饮药茶不但难以获取调治失眠的效果,还易出现诸多不适。

(3)妥善保管药茶:制作好的药茶宜置于低温干燥处密

封保存,在潮湿的环境中不宜经常打开,以免受潮。不要与有异味的物品放在一起,以防串味。一次制作的药茶不要太多,防止时间久而变质。

(4)恰当服用药茶:药茶冲泡或煎煮后应尽量当日饮用完,不要放置时间太长,更不能饮隔夜茶,避免被细菌污染变质。在饮用药茶时还应注意适当忌口,饮用药茶的量要适当,太少达不到调治疾病的效果,太多则易影响消化功能,出现不良反应。由于某些药茶比较苦,难以下咽,在不影响药茶疗效的前提下,可适当加些调品,如冰糖、白糖、红糖、蜂蜜、炙甘草等。

(5)注意配合他法:药茶疗法有一定的局限性,作用较弱,见效较慢,在采用药茶疗法调治失眠时,还应注意与药物、针灸、按摩,以及饮食调养、起居调摄、运动锻炼等治疗调养方法配合,以提高临床疗效。

20. 心肝火旺型失眠患者可选用哪些食疗方

心肝火旺型失眠患者的饮食调养宜以清肝泻火为主要原则,食疗方可选用芹菜炒香菇、苦瓜豆腐汤、山楂配黄瓜等。

(1)芹菜炒香菇

用料:芹菜 200 克,水发香菇 50 克,食盐、醋、淀粉、酱油、味精、植物油各适量。

制作:将芹菜去叶、根,洗净,切成 2 厘米长的节,用食盐拌匀,约 10 分钟后再用清水漂洗后沥干;水发香菇洗净,切片。把醋、味精、淀粉混合后装入碗中,加水 50 毫升调为芡汁备用。炒锅上火,烧热后倒入植物油,待其烧至无泡沫冒青烟时,加入芹菜,煸炒2～3分钟后,投入香菇片迅速炒匀,再加入酱油炒约1分钟,淋入芡汁速炒起锅即可。

用法:佐餐食用。

(2)苦瓜豆腐汤

用料:苦瓜150克,豆腐400克,植物油、黄酒、酱油、香油、食盐、味精、湿淀粉各适量。

制作:将苦瓜去皮,洗净,剖开去瓤、子,切成片;豆腐洗净,切成块。炒锅上火,放入植物油烧热,入苦瓜片翻炒几下,倒入开水,再入豆腐块,用勺子划开,加入食盐、黄酒、酱油调味并煮沸,再用湿淀粉勾薄芡,放入味精,淋上香油即可。

用法:当菜佐餐,随意食用。

(3)山楂配黄瓜

用料:鲜山楂12个,顶花带刺的嫩黄瓜3根。

制作:将鲜山楂洗净,放入锅中蒸20分钟,凉后把山楂子挤出留山楂肉;将嫩黄瓜先用少许盐水洗,再用清水冲洗。

用法:在早、中、晚饭中,每顿吃4个山楂,同时在早、中、晚饭后1～2小时各吃1根嫩黄瓜。

21. 脾胃不和型失眠患者可选用哪些食疗方

脾胃不和型失眠患者的饮食调养宜以健脾和胃调中为主要原则,食疗方可选用萝卜饼、玉竹茯神饼、豆花葡萄梗汤等。

(1)萝卜饼

用料:白萝卜 500 克,生猪板油 50 克,熟火腿 25 克,小麦面 500 克,植物油、葱花、味精、黄酒、食盐各适量。

制作:将白萝卜洗净,切成细丝,加食盐稍腌,挤干水分;生猪板油切成小丁,用黄酒和食盐腌一会儿;熟火腿切成丝,备用。小麦面 200 克加植物油 100 毫升,揉成干油酥;小麦面 300 克加植物油 50 毫升、温水适量,揉成水油酥。两种油酥分别揪成 10 个面剂,将干油酥逐个包入水油酥内,擀长叠拢,压成圆形皮。把萝卜丝、葱花、猪板油丁、火腿丝、味精拌匀,做成馅料,包入酥皮内擀成饼形。接着平底锅上大火,加入植物油,烧热后入饼料,将饼煎至两面金黄色熟透即可。

用法:每日 1～2 次,当点心食用。

(2)玉竹茯神饼

用料:玉竹 20 克,茯神、白糖各 30 克,粳米 100 克。

制作:将玉竹洗净,晒干,切片,研成细粉;茯神洗净,切片,阴干,研成细粉;粳米淘洗干净,晒干,粉为细粉。把粳米粉、玉竹粉、茯神粉、白糖一同放入盆中,加适量清水调成糊,再将其糊用平底锅摊烙成薄饼。

用法:当点心随意食用。

(3)豆花葡萄梗汤

用料:绿豆 60 克,花生仁 50 克,葡萄梗 30 厘米长。

制作时将绿豆、花生仁、葡萄梗分别洗净,一同放入锅中,加入清水约 1 800 毫升,煮约 40 分钟,待绿豆熟烂开花即可。

用法:食花生仁、绿豆,并喝汤,每日 1～2 次。

22. 心肾不交型失眠患者可选用哪些食疗方

心肾不交型失眠患者的饮食调养宜以交通心肾、养心安神为主要原则,食疗方可选用当归墨鱼、何首乌鸽蛋粟米粥、黑豆莲藕乳鸽汤等。

(1)当归墨鱼汤

用料:墨鱼 200 克,当归 30 克,水发玉兰片 20 克,鸡骨汤 25 毫升,植物油 30 毫升,葱段、生姜丝、料酒、食盐、酱油、湿淀粉、味精、香油各适量。

制作:将墨鱼宰杀,去杂,洗净,切成丝;水发玉兰片洗净,切成丝;当归洗净,放入砂锅中,加入清水 200 毫升,煎取药汁约 50 毫升;把墨鱼丝浸入药汁内 30 分钟捞出,沥水待用。炒锅用大火烧热,加入植物油,烧至七成热时,入葱段、生姜丝爆香,放入墨鱼丝、玉兰片,快速搅炒,入料酒、食盐、酱油稍炒片刻,再加入鸡骨汤及原泡墨鱼药汁,煮沸后用湿淀粉勾芡,放入味精,淋入香油即可。

用法:佐餐食用。

(2)何首乌鸽蛋粟米粥

作料:制何首乌 30 克,鸽蛋 10 个,粟米 50 克,白糖 10 克。

制作:将制何首乌淘洗干净,用纱布包裹,与淘洗干净的粟米一同放入砂锅中,加入清水适量,小火煮粥,粥将成时捞出药包,打入鸽蛋,调入白糖,煮至蛋熟粥成即可。

用法:每日早晚分食。

（3）黑豆莲藕乳鸽汤

用料：黑豆 50 克，莲藕 250 克，陈皮 1 块，乳鸽 1 只，大枣 4 枚，香油、食盐各适量。

制作：先将黑豆放入铁锅中干炒至豆衣裂开，再用清水洗净，晾干备用。将乳鸽宰杀，去毛杂及内脏，洗净备用；把莲藕、大枣、陈皮洗净，莲藕切成块，大枣去核。取汤锅上火，加适量清水，用大火烧沸，入黑豆、莲藕、乳鸽、大枣和陈皮，用中火继续炖约 3 小时，加入食盐调味，淋上香油即可。

用法：佐餐食用。

23. 肝郁化火型失眠患者可选用哪些食疗方

肝郁化火型失眠患者的饮食调养宜以疏肝解郁、清热养心安神为主要原则，食疗方可选用瓜皮蘸白糖、荸荠芹菜汤、马兰头拌豆腐干等。

（1）瓜皮蘸白糖

用料：鲜西瓜皮、白糖各适量。

制作：将鲜西瓜皮削去外皮，洗净，入锅中蒸 10 分钟即可。

用法：每日早晚蘸白糖食用。

（2）荸荠芹菜汤

用料：荸荠 100 克，芹菜 80 克，荠菜 60 克，植物油、食盐、味精各适量。

制作：将荸荠去皮，洗净，十字切开；芹菜洗净，切成小段，入沸水中焯一下；荠菜洗净，切碎。起油锅，加热后放入芹菜翻炒 3 分钟，加入荸荠和适量清水煮沸 5 分钟，再加入荠菜稍煮 1～2 分钟，放入食盐、味精调味即可。

用法:每日1剂,分早晚食用。

(3)马兰头拌豆腐干

用料:马兰头200克,豆腐干50克,食盐、白糖、味精、香油各适量。

制作:将豆腐干切成细丁,用开水略烫一下;马兰头去杂洗净,用沸水焯一下,凉后切成细末。将马兰末与豆腐干拌匀,加食盐、白糖、味精、淋上香油,调匀即可。

用法:佐餐食用。

24. 痰热内扰型失眠患者可选用哪些食疗方

痰热内扰型失眠患者的饮食调养宜以清热化痰、宁心安神为主要原则,食疗方可选用橘子山楂羹、紫菜绿豆粥、海蜇荸荠大枣汤等。

(1)橘子山楂羹

用料:橘子300克,山楂糕丁40克,桂花糖、白糖各适量。

制作:将橘子去皮、子及橘络,洗净,切成丁,放在容器中备用。锅中放入适量清水烧热,再放入白糖,待白糖汁沸时,撇去浮沫,入橘子丁稍煮,撒上山楂糕丁及桂花糖,出锅即可。

用法:每日1~2次,佐餐食用。

(2)紫菜绿豆粥

用料:紫菜10克,干绿豆50克,大米100克。

制作:将紫菜泡软,绿豆、大米淘洗干净,一同放入锅中,加入清水适量,共煮成粥即可。

用法:每日早晚温热食用。

267

（3）海蜇荸荠大枣汤

用料：海蜇皮 50 克，荸荠 100 克，大枣 10 枚，天麻 9 克，白糖适量。

制作：将海蜇皮洗净；荸荠去皮，洗净，切片。把海蜇皮、荸荠与洗净的大枣、天麻一同放入锅中，加入清水适量，共煮汤，待汤成时捞出天麻，调入白糖即可。

用法：吃海蜇皮、荸荠及大枣，并喝汤，每日 2 次。

25. 阴虚火旺型失眠患者可选用哪些食疗方

阴虚火旺型失眠患者的饮食调养宜以滋阴降火、清心安神为主要原则，食疗方可选用菠菜肉饺、麦冬莲肉茯神羹、牡蛎阿胶枸杞粥等。

（1）菠菜肉饺

用料：菠菜 1 500 克，人参 10 克，猪瘦肉 500 克，面粉 1 000 克，生姜末 10 克，葱花 20 克，胡椒粉、花椒粉各 3 克，酱油、香油、食盐各适量。

制作：将菠菜择洗干净，去茎留叶，搓成菜泥，加入清水适量搅匀，用纱布包好，挤出菜汁；人参润软，切片，烘脆，研末；猪瘦肉洗净，剁成蓉。把猪肉蓉与食盐、酱油、生姜末、胡椒粉、花椒粉拌匀，加清水适量搅拌成糊状，放入葱花、人参粉、香油，拌匀成馅。将面粉加入菠菜汁和好揉匀，如菠菜汁不足可加适量清水，揉至表面光滑为止，再揉成长条揪为 200 个剂子，擀成圆薄面皮，加馅逐个包成饺子，入沸水锅中煮熟即可。

用法：佐餐食用。

（2）麦冬莲肉茯神羹

用料：麦冬 20 克，莲子肉 30 克，茯神 10 克，蜂蜜 30 毫升。

制作：将莲子肉、茯神分别洗净，晒干，研成细粉备用。把麦冬洗净放入锅中，加适量清水，煎煮成稠汤，去渣取汁，趁热加入莲子肉粉、茯神粉，煮成稠羹，待温时加入蜂蜜，搅拌均匀即可。

用法：每日早晚分食。

（3）牡蛎阿胶枸杞粥

用料：牡蛎肉、粟米各 100 克，枸杞子 30 克，阿胶 10 克，湿淀粉、黄酒、葱花、姜末、食盐、味精、五香粉各适量。

制作：将洗净的牡蛎肉剁成糜糊，盛入碗中，加湿淀粉、黄酒、葱花、姜末搅拌均匀备用。枸杞子、粟米分别淘洗干净，一同放入砂锅中，加入适量清水，大火煮沸后，改用小火煨煮 30 分钟，使之成粥状。阿胶洗净后放入另一锅中，加水煮沸，待完全烊化，调入煨煮的枸杞子粟米粥中，放入牡蛎肉糜糊，充分搅拌，继续用小火煨煮至牡蛎肉、粟米熟烂粥成，加食盐、味精、五香粉调味，再稍煮片刻即可。

用法：早晚分食。

26. 心脾两虚型失眠患者可选用哪些食疗方

心脾两虚型失眠患者的饮食调养宜以补益心脾、养血安神为主要原则，食疗方可选用鲳鱼补血汤、黄芪白鸡汤、莲子百合煲瘦肉等。

（1）鲳鱼补血汤

用料：鲳鱼 500 克，党参、当归、熟地黄各 15 克，怀山药

30 克,食盐适量。

制作:将党参、当归、熟地黄、怀山药分别洗净,一同放入锅中,加入适量清水,大火煮沸后,改用小火煎煮 30 分钟,去渣取汁备用。把鲷鱼宰杀,去肠杂,洗净,放入砂锅中,加入药汁及清水适量,大火煮沸后,改用小火慢炖至鱼肉熟烂,用食盐调味即可。

用法:吃鱼肉,喝汤。

(2)黄芪白鸡汤

用料:白母鸡 1 只,丹参 30 克,黄芪 90 克,大米 150 克,香油 150 毫升,蜂蜜 60 毫升,紫皮蒜 3 头。

制作:将白母鸡去毛杂,开膛去肠,洗净,把上述药物全部装入鸡肚内,与紫皮蒜、香油等一同放入锅中,加入清水适量,炖熟即可。

用法:随时吃鸡肉,喝汤。

注意:忌食生冷、腥、辣、黏、硬及食盐、酱。

(3)莲子百合煲瘦肉

用料:莲子、百合各 30 克,猪瘦肉 200～250 克,食盐适量。

制作:将猪瘦肉洗净,切成小块,与淘洗干净的莲子、百合一同放入锅中,加水煲至莲子、百合及猪瘦肉熟烂,用食盐调味即可。

用法:随意佐餐食用。

27. 心胆气虚型失眠患者可选用哪些食疗方

心胆气虚型失眠患者的饮食调养宜以益气镇惊、安神定志为主要原则,食疗方可选用清蒸鳗鱼、三仙牛肉、黄芪当归乳鸽汤等。

(1)清蒸鳗鱼

用料:莲子50克,鳗鱼500克,生姜片、葱段、料酒、食盐、味精、植物油各适量。

制作:将莲子去皮、心,洗净;鳗鱼宰杀、去肠杂,洗净,切段。把鳗鱼段原形盘圈于盆内,加入清水200毫升,放入生姜片、葱段、食盐、料酒、味精及植物油,置锅中隔水蒸1小时即可。

用法:佐餐食用。

(2)三仙牛肉

用料:枸杞子、桂圆肉各15克,山药50克,牛肉300克,生姜、大葱、植物油、食盐、味精、料酒各适量。

制作:将枸杞子、桂圆肉、山药分别洗净;生姜洗净,切片;大葱洗净,切段;牛肉洗净放入沸水中汆一下,按其肉纹横切成2厘米的厚片。把枸杞子、山药、桂圆肉放入大盅中备用。将植物油倒入置于中火上的炒锅内烧热,下牛肉爆炒,烹入料酒,调匀后放入大盅内,生姜片、葱段盖于上面,再将炒锅置于中火上,放入沸水、食盐、料酒,煮沸后再倒入大盅内,加盖后入蒸笼蒸至牛肉熟透软烂,取出生姜片、葱段即可。

用法:佐餐食用。

(3)黄芪当归乳鸽汤

用料:黄芪30克,当归12克,乳鸽2只,食盐、黄酒各适量。

制作:将黄芪、当归用布包好,与宰杀后去内脏、洗净的乳鸽一同放入锅中,加入酒水各半,炖至肉烂,放入食盐调味即可。

用法:每日 1 次,空腹食用。

28. 甲亢伴失眠患者可选用哪些食疗方

(1)何首乌大枣粥

原料:何首乌 30 克,大米 100 克,大枣 6 枚,红糖适量。

制作:将何首乌放入砂锅中,加入清水适量,水煎去渣取汁,与淘洗干净的大米、大枣一同放入锅中,再加入清水适量,大火煮沸后,改用小火煮至米熟粥成,调入红糖即可。

用法:每日早晚食用。

功效:滋补肝肾,益气养心。

(2)黄芪合欢粥

原料:黄芪 15 克,合欢花 30 克,大米 100 克,红糖适量。

制作:将黄芪、合欢花分别淘洗干净,一同放入砂锅中,水煎去渣取汁,与大米一同煮粥,待米熟粥成,入红糖使其溶化,调匀即可。

用法:每日分早晚餐食用。

功效:益气养心安神。

(3)冬笋炒杞叶

原料:冬笋、水发香菇各 30 克,嫩枸杞叶 100 克,猪油 35 克,食盐、味精、白糖各适量。

制作:将冬笋、水发香菇分别洗净,切为细丝;嫩枸杞叶择洗干净。炒锅上火,加入猪油,烧至七成热时,放入冬笋、水发香菇略炒,随即加入枸杞叶煸炒几下,再入食盐、味精、白糖略炒片刻即可。

用法:佐餐食用。

功效:清热养血,益智安神。

(4)虫草甲鱼汤

原料:冬虫夏草6枚,甲鱼400克,食盐、黄酒各适量。

制作:先用水煎煮冬虫夏草3小时,再加入甲鱼、食盐和黄酒,共炖至甲鱼肉熟烂即可。

用法:空腹食甲鱼肉,并喝汤。

功效:补肾强身,养血宁心安神。

(5)茯苓白鸭冬瓜汤

原料:茯苓、麦冬各30克,白鸭1只,冬瓜(去皮)500克,葱花、生姜丝、食盐、十三香、味精、酱油、香油各适量。

制作:将白鸭宰杀,去毛杂及内脏,洗净;将茯苓、麦冬用纱布包裹放入鸭腹中。将白鸭入锅中,加入清水适量,大火煮沸后,改用小火炖至鸭肉八成熟,再加入冬瓜块、葱花、生姜丝、十三香、酱油、食盐,继续炖至鸭肉、冬瓜熟烂,用香油、味精调味。

用法:每日1~2次,食鸭肉、冬瓜,喝汤。

功效:清热滋阴,养心安神。

29. 更年期综合征失眠患者可选用哪些食疗方

(1)玫瑰羊心

原料:玫瑰花8克(鲜品加倍),羊心500克,食盐适量。

制作:将玫瑰花去杂,与食盐一同放入锅中,加入清水适量,水煎15分钟,取汁备用。把羊心洗净,切成薄片,串在烤签上(竹签也可),边烤边蘸玫瑰花盐水,直至羊心烤熟即可。

用法:佐餐食用。

功效:疏肝解郁,宁心安神。

(2)女贞桑葚粥

原料:女贞子15克,桑葚18克,墨旱莲20克,大米100克,冰糖适量。

制作:将女贞子、桑葚、墨旱莲分别淘洗干净,一同放入砂锅中,水煎去渣取汁,与大米一同煮粥,待米熟粥成,入冰糖使其溶化,调匀即可。

用法:每日早晚餐食用。

功效:滋补肝肾,养心安神。

(3)荸荠梨肉汤

原料:荸荠、雪梨、猪瘦肉各100克,食盐适量。

制作:将荸荠、雪梨洗净,去皮;猪瘦肉洗净,切片。将荸荠、雪梨及肉片一同放入锅中,加入清水适量,大火煮沸后,改用小火慢炖至肉熟汤成,放入食盐调味。

用法:食猪肉、雪梨、荸荠,喝汤。

功效:滋阴清热,补肾养肝。

(4)小麦大枣大米粥

原料:小麦30克,大枣6枚,大米100克,红糖适量。

制作:先将小麦淘洗干净,用清水浸泡4~6小时,与淘洗干净的大枣、大米一同放入锅中,加入清水适量,大火煮沸后,改用小火煮至米熟粥成,加入红糖溶化,调匀即可。

用法:每日早晚食用。

功效:补气血,养心肾,宁心神。

(5)佛手木瓜肉片汤

原料:佛手20克,木瓜60克,刀豆50克,猪瘦肉、鲜番茄各100克,食盐、水淀粉、葱花、生姜末、味精、黄酒各适量。

制作:先将猪肉洗净,切成薄片,放入碗中,加食盐、水淀粉,抓揉均匀;番茄洗净,切成块备用。再将佛手、刀豆、木瓜洗净,木瓜切成片,与刀豆、佛手一同放入砂锅,加适量清水煎煮 30 分钟,用洁净纱布过滤,去渣取汁后回入砂锅,视滤液量可酌加适量清水,大火煮沸后加入肉片、番茄,拌匀,放入黄酒、葱花、生姜末、食盐,用小火炖至肉熟汤成,放入味精调味即可。

用法:佐餐食猪肉、番茄,喝汤。

功效:疏肝理气,解郁宁心。

30. 高血压失眠患者可选用哪些食疗方

(1)菊花粥

原料:菊花末 10 克,大米 50 克。

制作:将大米淘洗干净,放入锅中,加水煮粥,待粥熟时调入菊花末,再煮 1～2 沸即可。

用法:每日早晚温热食用。

功效:散风热,清肝火,降血压,养心神。

(2)凉拌苦瓜

原料:新鲜苦瓜 250 克,葱花、生姜丝、食盐、白糖、酱油、味精、香油各适量。

制作:将苦瓜洗净,去子,用开水浸泡 3 分钟,切成细丝,拌入葱花、生姜丝,再加入食盐、白糖、酱油、味精、香油调味即可。

用法:佐餐食用。

功效:清肝火,降血压,安心神。

（3）菜根鹅蛋汤

原料：带根芹菜 500 克，鹅蛋 1 个。

制作：将芹菜洗净，切成寸段，与洗净的生鹅蛋一同放入锅中，加入清水适量，煮至蛋熟汤成即可。

用法：将菜、汤分成 6 份，鹅蛋剥皮切成 6 片泡于汤中，每（喝 1 份汤，吃 1 份菜和 1 片鹅蛋），每日 3 次。

功效：清热平肝，养血安神。

（4）天麻钩藤大枣粥

原料：天麻 12 克，钩藤 15 克，大枣 6 枚，大米 100 克，白糖适量。

制作：将天麻、钩藤一同放入砂锅中，加入清水适量，水煎去渣取汁，与淘洗干净的大米、大枣共同煮粥，待粥将成时加入白糖调匀，再稍煮即可。

用法：每日早晚温热食用。

功效：平肝熄风，和中开胃，宁心安神。

（5）番茄芝麻熘带鱼

原料：番茄 2 个，熟芝麻末 20 克，带鱼 300 克，枸杞子 15 克，食盐、味精、湿淀粉、植物油各适量。

制作：将带鱼用清水洗净，切成斜方块；番茄洗净，切成块备用。炒锅上火，放植物油烧至七成热，下带鱼炸至金黄色捞出，装盘。锅留底油，加入清水少许，放入番茄块及枸杞子煮汤，待汤成时加食盐、味精，并用湿淀粉勾芡，用勺子不断搅动，使汁不粘锅，撒入熟芝麻末，随之趁热浇淋在带鱼上即可。

用法：佐餐食用。

功效：滋养肝肾，养心安神。